AF493941

RÉFLEXIONS

SUR

LE CLERGÉ,

LES ÉLECTIONS

ET

L'INSTRUCTION PUBLIQUE.

De l'Imprimerie de COMYNET, à AVALLON (Yonne)

RÉFLEXIONS

SUR

LE CLERGÉ,

LES ÉLECTIONS

ET

L'INSTRUCTION PUBLIQUE.

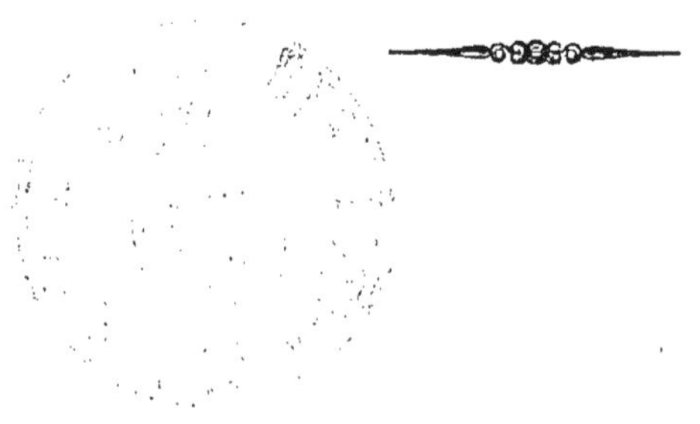

PARIS,

CHEZ TOURNEUX, LIBRAIRE,

QUAI DES AUGUSTINS, N°. 13,

ET CHEZ LES MARCHANDS DE NOUVEAUTÉS.

1829.

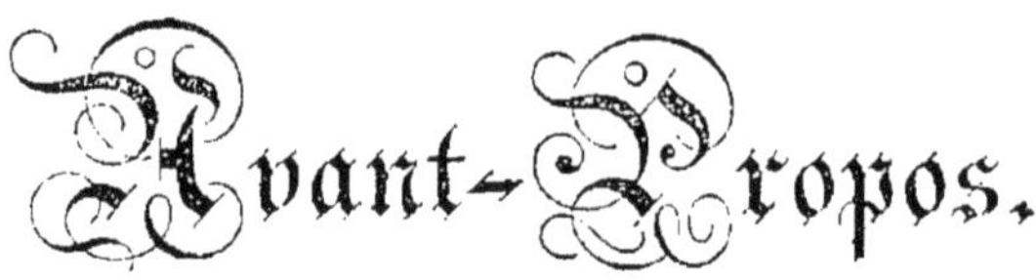

Les révolutions n'arrivent jamais que là où il y a de grands abus à corriger; une nation, où tout le monde jouit de ses droits dans sa position sociale, ne peut être soulevée; quelques mécontentements agitent bien certains individus, mais la masse est impassible et le sol ne peut trembler : corruption, abus, révolution sont des corrélatifs inséparables.

Toute révolution serait impossible, si l'on pouvait sans efforts parvenir à épurer les mœurs et à corriger les abus; mais les passions, une fois en mouvement, fermentent, elles ne tardent pas à soulever les tempêtes, la hache de la destruction se promène partout, et, au lieu de la félicité que les différents partis cherchaient, ils ne parviennent à trouver qu'un malheur commun ; telle est l'histoire de la révolution française.

Hélas! si Louis XVI eut été assez fort pour nous donner une charte et la maintenir, nous n'aurions pas à pleurer aujourd'hui sur nos infortunes et sur la mort du meilleur des Rois.

Mais il a fallu une révolution pour corriger les abus de l'ancien régime, une restauration est devenue nécessaire pour détruire les désastres de la révolution et du despotisme ; c'est par l'excès même de nos malheurs, que les partis ont appris à s'instruire et devraient reconnaitre aujourd'hui, que, tous ayant erré, tous ont des torts à expier et ont parconséquent besoin de pardon.

La charte leur offre un abri tutélaire, elle n'a point été faite pour les uns, au préjudice des autres, elle est venue au contraire renouer la chaîne des âges, prendre dans les temps anciens et modernes tout ce qu'il y a de légitime, continuer enfin une nouvelle ère de prospérité.

Cependant, au lieu d'y trouver la fin de tous leurs maux, au lieu de s'y rattacher fortement, comme à un ancre de salut, les partis ne veulent y voir qu'un champ de bataille, chacun viole la charte, en l'interprétant selon ses intérêts et ses passions; il semblerait, que comme dans les sentences des anciens oracles, on peut y trouver à la fois le mensonge et la vérité.

Rien n'est pourtant plus clair, plus lumineux, plus fécond en conséquences que cette loi immortelle ; il est facile de démontrer qu'elle nous accorde le meilleur gouvernement, et par suite la plus grande liberté dont aucun peuple ait jamais joui, il ne s'agit que de l'exécuter franchement et loyalement.

Je compose actuellement une espèce de traité, dans lequel je cherche à prouver ce que je viens d'avancer, et à mettre nos institutions et nos loix principales en harmonie avec la loi fondamentale ; le morceau que je donne aujourd'hui au public, est un résumé de certains chapitres de cet ouvrage. Si les hommes sages y trouvent quelques vues utiles, je me croirai trop récompensé, et je continuerai mon travail, si au contraire ils ne partagent pas mes idées, je fermerai mon portefeuille, et il ne me restera qu'à solliciter mon pardon en faveur des bonnes intentions qui me dirigent.

Quant à mon style, je reconnais franchement qu'il manque de couleur et de grâce, quelquefois même de pureté, mais j'ai la bonhomie d'écrire comme je pense; la critique, si elle me fait l'honneur de s'occuper de moi, reconnaîtra avec raison que je ne suis pas à la hauteur du siècle, parce qu'on ne trouve dans mon petit opuscule, ni les artifices du langage moderne, ni aucune de ces phrases à effet qui font l'admiration de l'école, et feront sans doute celle de la postérité.

RÉFLEXIONS

SUR

LE CLERGÉ,

LES ÉLECTIONS

ET

L'INSTRUCTION PUBLIQUE.

CHAPITRE I.

Du Clergé et des Élections.

Si l'on jette un coup-d'œil sur la France ; et si on examine particulièrement, avec attention, la position et la direction du clergé dans la société, il est facile de se convaincre qu'il se croit en dehors de nos institutions ; aussi le clergé est presque en état d'hostilité avec nos nouvelles lois, aux quelles il impute la perte de sa suprématie, de ses honneurs, et par suite la diminution de son influence religieuse.

Le gouvernement, et par contre-coup la société, ne peuvent qu'être inquiets de cette sourde opposition, car il en résulte pour tous un choc dangereux ou du moins un malaise, qu'il serait bien utile de faire cesser.

Pour réconcilier franchement le clergé avec nos institutions, il faut l'introduire dans la charte, sans blesser cette loi fondamentale, rendre honorable et utile la place qu'elle lui a destinée, afin qu'il puisse l'accepter et l'occuper avec satisfaction.

C'est ainsi que nos lois, fidèlement observées, feront naître ou maintiendront de bonnes mœurs, en ajoutant à la force que leur donne la puissance civile, l'appui de l'autorité religieuse ; les lois trouveront aussi leur sanction dans la conscience qui, suppléant à l'insuffisance de la justice humaine, permettra à la puissance publique d'exercer une police moins active, quelquefois honteuse, et de s'entourer de moins de moyens préventifs ou coercitifs.

Cherchons donc, de bonne foi et sans passion, quelle doit être chez nous l'action politique du clergé dans le gouvernement et dans la société, et peut-être trouverons-nous qu'il n'est pas difficile, en accordant à chacun l'influence et les garanties dont il a besoin, non seulement de les mettre entre eux en harmonie parfaite, mais encore de faire sortir de leur concours, de nouveaux élémens de conservation, et même d'amélioration de nos lois d'élection, qui sont la vie d'un gouvernement représentatif.

Pour reconnaître qu'elle doit être l'action du clergé dans le gouvernement, il faut bien se pénétrer des principes qui ont dirigé l'auguste auteur de la Charte : « nous avons cherché, dit-il, « les principes de la Charte constitutionnelle dans « le caractère français, et dans les monuments véné« rables des siècles passés, nous avons remplacé par « la Chambre des Députés, les anciennes assem« blées des Champs de Mars et de Mai, et les « chambres du tiers état, qui ont si souvent donné « tout à la fois, des preuves de zèle pour les inté« rêts du peuple, de fidélité et de respect pour « l'autorité des rois.

Or, le clergé figurait dans les anciennes assemblées ; il y avait même une représentation spéciale ; il formait, à lui seul, un ordre qui était le premier de l'état, et dans mon opinion, il avait bien mérité cette suprématie, en s'interposant d'abord entre des barbares conquérants et des peuples vaincus ; en faisant briller à leurs yeux le flambeau de la religion qui apprend aux hommes qu'ils sont tous égaux devant Dieu ; que des peines terribles et inévitables attendent les tyrans, comme les sujets rebelles ; en arrêtant par des trèves, par *la paix de dieu*, les ravages de la féodalité ; en conservant enfin presque seul le feu sacré des seiences et des arts ; et en s'interposant presque toujours comme modérateur au milieu des partis, dans toutes les assemblées politiques.

Mais, s'il est impossible de méconnaître l'immensité des bienfaits que le clergé a rendus à la France, s'en suit-il qu'il faut lui rendre ses antiques prérogatives et son influence politique ; non certe, et si la Charte a eu pour but de conserver ce qu'il y avait de respectable et d'utile dans nos anciennes institutions, elle a voulu apprécier aussi les effets des progrès toujours croissants des lumières, les rapports nouveaux que ces progrès ont introduits dans la société, la direction imprimée aux esprits et les graves altérations qui en sont résultées ; il n'y a plus, il ne peut plus y avoir d'ordres dans l'état politique, nous avons à leur place une Chambre des Pairs, une Chambre des Députés.

Le clergé figure dans la Chambre des Pairs ; on y voit le banc des archevêques et évêques qui n'est soumis à aucune condition de fortune ou de propriété, et qui peut s'agrandir à la volonté du Roi.

Mais nul ecclésiastique n'a encore paru dans la Chambre des Députés. Dans l'état actuel de la législation, les issues lui en sont presque fermées, parce qu'il est bien rare qu'un ecclésiastique, éloigné des honneurs, des emplois lucratifs ou du mouvement des affaires, trouve dans son patrimoine seul le cens requis pour être électeur ou député : d'autres causes, et principalement le peu de consistance politique et sociale du clergé semblent même éloigner les classes aisées du sanctuaire.

Il en résulte que tous les intérêts ne sont pas représentés, et spécialement l'intérêt de la Religion qui, à mon avis, est le premier de tous, comme base de la société civile.

Ceux qui veulent renfermer le clergé dans le sanctuaire, ne savent pas pénétrer, suivant moi, dans le fond même des choses; ils ne consultent ni l'intérêt de la société, ni les principes de la charte qui nous gouverne.

Les membres du clergé séculier sont en effet Français et citoyens comme nous; pourquoi ne jouiraient-ils pas des mêmes droits politiques? Ils possèdent non-seulement des immeubles formant leur patrimoine particulier, mais encore ceux qui composent la dotation de leurs bénéfices, et ils en supportent toutes les charges. (Décret du 6 novembre 1813, loi du 2 janvier 1817.) Ils doivent donc avoir tous les droits attachés à cette possession; et c'est mal entendre la liberté politique, que d'en priver une partie des membres de la société au profit des autres.

Dans notre Chambre des Députés, je vois bien figurer deux des éléments dont elle doit se composer, savoir, l'aristocratie et la démocratie; mais pour que la chaîne des temps soit vraiment renouée, il faut y introduire un troisième élément, c'est-à-dire le Clergé.

Agrandissons-lui donc les voies, pour qu'il

puisse pénétrer dans cette Chambre, comme il figure dans l'autre ; s'y naturaliser, y défendre ses droits, les intérêts de la Religion, qui sont aussi ceux de la société, et mettre enfin nos institutions sous la sauvegarde de la Divinité même.

En tendant à ce but, loin de violer la charte, nous lui donnerons, au contraire, une pleine et entière exécution; nous obéirons à son esprit, et même à sa lettre, car nous n'aurons pas besoin d'aller chercher d'autres moyens que ceux qui nous sont fournis par nos lois mêmes.

En effet, les propriétés du clergé sont aujourd'hui de deux espèces : celles qui composent le patrimoine de ses membres, celles qu'ils possèdent en vertu de la loi du 2 janvier 1817, qui a dérogé aux articles 73 et 74 du Concordat de 1802. Cette dernière espèce de propriété est morte pour l'exercice des droits politiques; il faut la vivifier, en donnant aux membres du clergé la faculté de la réunir à leur patrimoine, pour obtenir le cens électoral ou d'éligibilité.

En cela, nous resterons encore fidèles à nos lois électorales; car, lors même qu'on considérerait les titulaires comme de simples usufruitiers des immeubles donnés aux établissements ecclésiastiques, l'impôt assis sur ces immeubles devrait leur compter pour le cens électoral.

En effet, aux termes de l'article 597 du Code civil; l'usufruitier jouit généralement de tous les droits dont le propriétaire peut jouir, et il en jouit comme le propriétaire lui-même : aussi, dans l'instruction ministérielle du 18 avril 1817, relative aux élections, est-il dit au n° 9, que la contribution doit compter à l'usufruitier.

Mais comme il peut exister simultanément plusieurs usufruitiers du même objet, il faudrait une loi qui, reconnaissant les principes qui viennent d'être développés, fixerait dans quelle proportion la contribution payée pour les immeubles donnés aux établissements ecclésiastiques, ou acquis par eux, devrait compter en faveur des titulaires de ces établissements.

La loi ne conférerait de droit qu'au clergé séculier; car, pour les ordres réguliers, en supposant qu'il y en eût qui, par la suite, fussent reconnus légalement, ils devraient toujours rester étrangers aux intérêts de ce monde, par leur institut même.

Mais, conformément aux articles 5 et 6 de la Charte, les titulaires de tous les cultes chrétiens jouiraient des prérogatives accordées au Clergé catholique.

Ainsi, l'impôt sur les immeubles dépendant des évêchés, cures, ou succursales, compterait aux évêques, curés, ou desservants; il en serait de même pour les pasteurs, quant aux biens qu'ils posséderaient à ce titre : relativement à l'impôt des biens possédés par les chapitres, grands et petits séminaires, consistoires, séminaires protestants, académies de ce culte, il serait réparti entre tous les membres de ces établissements, de manière à en attribuer une plus forte portion à ceux qui seraient plus élevés en dignité.

Pour obtenir, dès à présent, les avantages d'une pareille loi, il serait disposé, conformément à l'article 143 de la loi des finances du 25 mars 1817, en faveur de chaque établissement ecclésiastique, de bois de l'Etat, jusqu'à concurrence d'un revenu net de 4 millions de rente.

Ces bois ne cesseraient pas d'être soumis au régime forestier, suivant l'article 3 du nouveau code des forêts; mais le prix de l'adjudication des coupes appartiendrait aux titulaires des établissements possesseurs de ces bois.

Ainsi que Bonaparte, pour décharger le trésor public de toutes dépenses d'entretien et de réparation, a abandonné, par son décret du 13 avril 1810, aux départements, arrondissements et communes, tous les édifices qui y étaient situés, et qui appartenaient à l'Etat; les départements et communes, pour se décharger de toutes dépenses relatives aux édifices nécessaires aux évêchés, séminaires, cures, académies protestantes, etc., seraient autorisés à abandonner aux titulaires les bâtiments qui existent actuellement, ou à en acheter ou construire pour cet objet; il en serait de même pour tous les établissements des autres cultes chrétiens.

Cependant, comme les titulaires n'auraient certainement pas aujourd'hui de quoi satisfaire aux dépenses d'entretien et de réparation, ils auraient droit à des secours temporaires qui ces eraient bientôt, car les donations et les dispositions de l'article 11, n° 3, de la loi du 4 juillet 1821, sur les pensions ecclésiastiques, ne tarderaient pas à leur fournir des ressources suffisantes.

On ne craint pas de dire qu'avant dix ans tous ces établissements auraient en propre une dotation suffisante pour tous leurs besoins ; le srésor public et les communes pourraient se trouver allégés successivement d'une grande partie des fonds que fournit le budjet au clergé; les ecclésiastiques ne seraient plus obligés de tendre la main à l'Etat et aux communes, les établissements religieux n'étant plus compromis désormais par toutes les vicissitudes qui peuvent amener des crises financières, mais subsistant par eux-mêmes, auraient une existence devenue aussi immuable que la Religion même.

Le clergé inférieur ne se composerait plus presque exclusivement, d'individus qui, tirés des plus basses classes de la société, conservent toute leur vie les défauts de leur éducation première, sont trop portés au fanatisme, à cause de leur éloignement du monde, et perdent, par cela même tous les avantages que devrait procurer à la Religion l'autorité qui leur est confiée.

Sans qu'il soit besoin d'exiger des ecclésiastiques

aucune condition de fortune ou de propriété, comme l'avait fait l'article 26 de la loi organique du 8 avril 1802, disposition qu'il a fallu abroger bientôt par le décret du 28 février 1810, nous verrons encore ces vénérables évêques, ces respectables curés, issus des premières familles de l'Etat, ou sortis des rangs honorables de la classe mitoyenne, user de l'influence que donne une illustration ou une notabilité sociale, pour le bien de la Religion et de la société. La paix, la concorde et toutes les vertus publiques ou privées ne pourront qu'y gagner sous tous les rapports.

Pour rendre la loi dont on parle populaire, le législateur ne s'occuperait pas seulement des intérêts du clergé, il agrandirait aussi le cercle de l'élection en faveur des membres de l'instruction publique, de l'Université, fille de nos Rois, qui, à tant de titres, mérite un pareil honneur; une des illustrations sociales, et sans contredit l'une des plus importantes, la science, serait aussi plus spécialement représentée dans la Chambre des Députés.

La loi compterait aux membres de l'Université l'impôt assis sur les immeubles possédés par chaque établissement universitaire, toujours en ayant soin d'en attribuer une plus forte portion à ceux qui seraient plus élevés en dignité; l'Etat, les départements et communes seraient autorisés, pour se décharger de toutes dépenses d'entretien ou de réparation, à abandonner à l'Université les édifices où siègent son administration supérieure, les Académies, Facultés, Colléges, etc.

Il serait attaché une dotation à chaque établissement particulier, et tout donateur aurait le droit de disposer en faveur de cet établissement.

Jusqu'à ce que l'Université eût des revenus suffisants pour frayer à toutes les dépenses, des secours temporaires lui seraient accordés.

Ainsi, le corps enseignant aurait une dotation plus considérable qui, accrue par des donations et acquisitions successives, serait bientôt suffisante, et se trouverait, comme celle du Clergé, à l'abri de toutes les vicissitudes humaines.

Notre loi atteindrait le plus haut degré de popularité, si le législateur trouvait le moyen, dans les dispositions qu'elle renfermerait, d'augmenter les électeurs et les éligibles, en réduisant l'âge requis, jusqu'à présent, pour l'élection et l'éligibilité; d'augmenter même le nombre des députés, qui ne paraît pas assez considérable pour un aussi grand et aussi beau royaume que la France.

Tout cela serait facile à faire; la circonscription des arrondissements électoraux n'est pas la même que celle des arrondissements administratifs; il existe entre ces derniers des inégalités choquantes. Ne serait-il pas avantageux de les faire disparaître, en diminuant le nombre des arrondissements communaux? Supposons qu'il n'y en ait plus que trois cents : pourquoi ne ferait-on pas de chaque arrondissement un collége électoral? Il y aurait alors quarante-deux colléges électoraux, et par conséquent quarante-deux députés de plus qu'il n'y en a aujourd'hui : l'impopularité du double vote se trouverait corrigée; chaque localité aurait une représentation plus spéciale; et par cela même, il y aurait moins de chances pour l'intrigue et les influences étrangères.

Chaque arrondissement, ayant un collége électoral, pourrait réunir à cet avantage celui d'une organisation pareille pour les sous-préfectures, recettes particulières, directions des droits-réunis, tribunaux, etc. Ce serait là le germe d'une féconde économie.

La magistrature, quoiqu'indépendante, n'est pas encore parfaitement assise; le nombre des Cours royales paraît trop considérable; l'institution des auditeurs exige des réformes salutaires; pourquoi la loi qui doit statuer sur cet objet ne trouverait-elle pas aussi le moyen d'introduire en même temps, et à toujours, la magistrature dans les colléges électoraux.

Le magistrat doit être indépendant par sa fortune, comme par ses fonctions; or, la seule fortune réelle et certaine est celle qui est fondée sur des propriétés immobilières. Les traitements de la magistrature sont peu élevés, et ne peuvent être considérés que comme une indemnité de la représentation attachée aux différentes charges : pour être membre d'une cour souveraine, il faudrait, d'après la loi, payer au moins trois cents francs d'imposition foncière : les juges des tribunaux de département, les présidents et procureurs du Roi des autres tribunaux devraient seulement payer trois cents francs de contributions directes.

Il serait à désirer qu'il en fût de même pour les juges de paix; car, si cette belle institution n'a pas obtenu parmi nous les avantages qu'on en espérait, c'est parce que cette fonction est excercée, dans beaucoup d'endroits, par des hommes qui, tous probes à la vérité, sont trop confondus parmi leurs justiciables, par leur peu de notabilité ou de fortune, et font ainsi perdre, malgré eux, à leur magistrature, la dignité et le respect, dont pourtant elle a tant besoin.

Et qu'on ne dise point que de pareilles conditions seraient contraires à l'article 3 de la Charte : en effet, du moment où elles existent pour tous, et que tous peuvent les remplir, l'égalité légale est scrupuleusement observée.

Voilà pourquoi, pour être auditeur à Paris, le législateur a le droit d'exiger, et devrait exiger, que le candidat payât en propre trois cents francs de contribution foncière, et seulement trois, et même deux cents francs de contributions directes dans les autres départements.

Quand le candidat ne jouirait pas encore lui-même d'une pareille fortune, ses parents lui donneraient, soit par préciput, soit en avancement d'hoirie, des immeubles dont l'impôt atteindrait la somme ci-dessus; il les posséderait irrévocablement; et même, quand il viendrait à partage avec ses cohéritiers, le don qui lui aurait été fait serait imputable sur la quotité disponible, en cas de préciput, ou sur sa portion héréditaire, s'il n'y avait point eu de préciput; par conséquent, le rapport ne se ferait qu'en moins prenant.

On jouirait dès maintenant en quelque sorte, et sans blesser aucun intérêt ou préjugé, d'un des avantages des substitutions, qui ne sont point dans nos mœurs, et qui y entreront difficilement, parce qu'en vérité elles renferment bien des inconvénients, et offrent bien peu d'utilité, quand elles ne sont point attachées à un titre honorifique ou à une dignité.

Ainsi, la chaîne des temps serait donc véritablement renouée, sans choc et sans confusion; tout ce qu'il y avait de vénérable et d'utile dans nos anciennes assemblées, se trouverait naturalisé de nouveau chez nous, et en parfait accord avec nos institutions.

La Charte, comme un arbre immense et majestueux, plongeant ses racines profondes sur tout le sol français, l'empêcherait désormais de trembler; le trône s'y trouverait immuablement attaché et à l'abri des tempêtes politiques, appelant tous les Français autour de lui, accueillant tous les intérêts légitimes, il maintiendrait tout dans une heureuse harmonie : ce serait en grand l'arbre de Vincennes, sous lequel notre bon saint Louis rendait à tous une justice égale.

Je vais même expliquer ma pensée toute entière, et j'oserai dire que, sans les utiles innovations dont je viens de parler, la Charte, et peut-être le gouvernement monarchique, ne seront pas solidement fondés chez nous.

Qu'on considère combien d'essais successifs ont été faits pour nous donner un bon système électoral, qui est la vie de notre gouvernement.

L'élément démocratique dominait dans la loi de 1817; aussi, quelques années après, la démocratie coulait à pleins bords et menaçait de se répandre comme un torrent dévastateur; il fallut la restreindre dans de justes limites : l'on ne trouva pas d'autres moyens que d'appeler l'aristocratie au secours de la monarchie. L'élément aristocratique domina à son tour dans la loi de 1820 : deux camps ennemis se trouvèrent alors en présence, mais la monarchie resta toujours en quelque sorte sans défenseurs naturels.

Combien n'a-t-on pas fait d'efforts pour amener des élections saines et modérées; on est allé jusqu'à les influencer par des moyens illégitimes, et dès lors indignes de la loyauté française et de notre gouvernement. Malgré tout cela, les colléges électoraux, ne produisant encore qu'une majorité incertaine et fugitive, on a cherché à consoulder l'élection dans un certain nombre de familles, on a proposé de troubler l'ordre des successions, l'égalité dans les familles.

De pareilles mesures ont été sagement repoussées; car, quand elles n'auraient point attaqué l'autorité paternelle, elles auraient pu devenir dangereuses pour la monarchie, en la mettant à la merci d'un corps électoral tr p enclin à l'aristocratie, ayant trop d'homogenéité avec la chambre des pairs.

Par là, la couronne aurait perdu en quelque sorte le droit de dissoudre une chambre turbulente et séditieuse ; au moins elle aurait été privée des avantages de la dissolution, puisque les mêmes éléments, composant le corps électoral, devaient nécessairement donner les mêmes produits.

Tous ces essais sont pour moi une démonstration que notre système électoral n'a point encore obtenu toute la perfection qu'il doit avoir ; on ne parviendra à la lui donner, qu'autant qu'il sera en harmonie avec les principes de notre gouvernement monarchique, et que ce but sera atteint par des moyens naturels et indépendants de toute influence extérieure trop directe.

En France, le Monarque n'est le chef d'aucun parti; il n'est point à la tête de la démocratie ou de l'aristocratie, mais il domine tous les partis, et exerce sur tous un pouvoir modérateur et régulateur ; il ne partage la souveraineté avec personne, quoiqu'il l'exerce avec les chambres, qui, toutes deux, ont les mêmes droits.

En Angleterre, au contraire, depuis la révolution de 1688, le Roi n'est plus, en quelque sorte, que le chef de l'aristocratie. C'est dans la chambre des lords qu'il ouvre les sessions, et les communes y sont amenées par les huissiers de la verge-noire. Là, le Monarque n'a pas pu figurer ni stipuler dans le traité de la sainte-alliance, parce qu'il tient son pouvoir du parlement, qui possède une portion de la souveraineté. On y reconnaît un prétendu contrat originel entre le Roi et le peuple. Tous les principes, enfin, de ce gouvernement sont contraires à notre Charte.

Chez nous seuls, la légitimité appelle la liberté, qui, fortifiées l'une par l'autre, donnent à nos institutions la force, la permanence et la majesté dont elles ont besoin pour résister au choc des passions, ou aux ravages du temps.

Ce n'est donc point en Angleterre, dont on ne vante si souvent la constitution, que p rce qu'on ne la connait point, ce n'est pas chez ce peuple étranger, mais chez nous, qu'il faut chercher les améliorations nécessaires à notre systême électoral.

S'il est indubitable que, dans notre gouvernement monarchique, le trône doit dominer tous les partis, et leur servir de modérateur et de régulateur, il faut nécessairement que les colléges électoraux puissent lui envoyer, par la nature même de leur organisation, des auxiliaires qui n'appartiennent à aucun parti, et qui néanmoins soyent aussi fermement attachés à la liberté qu'à la monarchie, sur lesquels enfin, le gouvernement puisse s'appuyer, pour en imposer à toutes les factions, les redresser toutes, et s'en aider même au besoin pour faire le bien.

Le centre doit donc former la majorité dans la chambre des députés pour que notre organisation électorale soit fidèle aux vrais principes de notre gouvernement; or, dans notre systême, les membres du clergé, par leur mission de paix et leur caractère, les magistrats par leur sagesse et leurs lumières, les membres de l'université, par la modération indispensable dans l'exercice de leurs fonctions, tous ces électeurs, réunis à la classe mitoyenne de la société, devront nécessairement nous envoyer une majorité saine, à la fois amie de la liberté et du trône, et d'autant plus respectable, qu'elle ferait parler en sa faveur l'autorité de la religion, de la science et de la sagesse, conservatrices de tous les états.

Ainsi, le gouvernement, en conservant sur ses employés une action légitime, aurait encore des auxiliaires connus; son influence serait naturelle sur tous, sans être trop directe, et encore moins despotique.

L'aristocratie et la démocratie, abandonnées à elles-mêmes, et luttant l'une contre l'autre, trouveraient assez d'issues pour entrer dans la Chambre, et respecteraient le trône, d'autant plus que, ne figurant dans le camp d'aucune d'elles, il se mettrait à l'écart dans toutes leurs luttes.

Chaque chose paraîtrait alors à sa place, et dans un ordre harmonieux, l'élection ne serait point consolidée dans trop de mains, elle ne serait point non plus abandonnée à une majorité inconnue et changeante, mais tous les éléments se trouveraient combinés, de manière à ne donner que de bons produits, ou à laisser au trône la faculté d'en obtenir de meilleurs par la dissolution.

D'après l'ordonnance du 10 fevrier 1824, les titres nobiliaires étant, pour leur transmission, attachés, à l'avenir, à l'institution des majorats, l'aristocratie se perpétuerait naturellement dans les colléges électoraux; la démocratie toujours changeante, toujours errante, représentant les intérêts ou les besoins nouveaux, viendrait y figurer à son tour avec la masse de ses industries, ou de ses fortunes temporaires; le trône y trouverait aussi les auxiliaires dont nous avons parlé plus haut, avec ceux qu'il recruterait dans les éléments démocratique et aristocratique.

A tant d'avantages que j'aperçois dans mon systême, on peut encore en signaler plusieurs autres; par les majorats et les biens possédés par le clergé, il s'établira des grandes propriétés, perpétuelles en quelque sorte, et aussi utiles pour l'agriculture que dans l'organisation sociale; le sol français ne sera plus divisé en une multitude de parcelles qui, par des subdivisions successives, menaçent de ne laisser personne propriétaire; la petite propriété, aussi utile et nécessaire que la grande, existera toujours, au moyen de notre loi sur les successions, et dans une proportion raisonnable et avantageuse.

Tout se trouvera donc à sa place, et, quoique par des chemins différents, et souvent contraires, marchera à un but salutaire, c'est-à-dire au bien social.

Si les passions, des erreurs ou des fautes, le temps même, amenoient des changements capables de bouleverser l'ordre légitime, le trône serait toujours là pour tout maintenir, ou tout rectifier; c'est en cela que consiste l'excellence de notre gouvernement monarchique.

Il ne faut pas en effet se jeter dans de brillantes utopies; en donnant au clergé une plus grande action dans le gouvernement, n'allons pas lui sacrifier les droits de la société ou de l'autorité temporelle, en voulant une magistrature indépendante, n'oublions pas que, toute justice émanant du roi, il doit en surveiller la distribution, et exercer même une utile influence sur les magistrats par la dispensation des emplois; si l'éducation doit être libre, ainsi qu'on le démontrera tout à l'heure, gardons-nous bien néanmoins de soustraire le corps enseignant à toute dépendance et à une surveillance de tous les jours, choses qui sont à la fois un droit et un devoir pour le gouvernement.

Les nobles, les ecclésiastiques, les magistrats,

les membres du corps enseignant, sont des hommes, pouvant avoir des passions et des préjugés, un esprit de corps, des erreurs enfin, quelque fois d'autant plus dangereuses, que souvent elles ont pour excuse de bonnes intentions, ou les intérêts mal entendus de la religion.

Aucun danger considérable ne doit être à craindre à cet égard, voyons si nos lois sont assez puissantes pour y remédier, ou s'il faut leur donner de nouvelles armes.

La première loi dont on doit reconnaitre l'excellence et l'efficacité, c'est la liberté de la presse, cette puissance merveilleuse qui tient incessamment tout le monde éveillé sur ses droits, comme sur ses devoirs, qui, au milieu de ses erreurs, de ses mensonges et de ses excès même, fait toujours parvenir la vérité aux pieds du trône.

Telle qu'elle existe aujourd'hui, la presse, pourvu qu'elle soit sagement surveillée, et sévérement réprimée dans ses écarts, demeurera une sentinelle vigilante contre les abus.

Or, du moment où un abus est connu et signalé publiquement, il est presque aboli, ou du moins ne peut causer un grand mal, car il a pour ennemi le monarque et la nation toute entière.

Cependant la presse et l'opinion publique ne sont pas ici les seuls auxiliaires ; des lois spéciales fournissent au trône des armes assez fortes pour sa défense et celle de la société.

Le monarque est la source de tous les titres nobiliaires; aucun majorat ne peut être institué sans son autorisation; il sera donc le maître de renfermer, quand il le faudra, l'aristocratie dans de justes limites.

Quant à la magistrature, on ne doit plus craindre d'elle, comme des anciens parlements, des dissensions toujours renaissantes avec le gouvernement; la police, surtout depuis la dernière loi sur les journaux, lui est totalement étrangère; la politique n'est plus dans son domaine; mais, bornée aux fonctions judiciares, elle n'en est que plus forte et plus utile.

Loin de la redouter, le gouvernement doit au contraire aspirer à faire rentrer dans les attributions de la magistrature, une foule de causes qui lui appartiennent, et dont la connaissance n'a été donnée aux conseils de préfecture, que par un despotisme jaloux de toute justice indépendante.

Le conseil d'état et les conseils de préfecture ne devraient prononcer aucune peine répressive en matière de grande et de petite voirie, ou de police du roulage; ils ne devraient pas juger les réclamations des particuliers non indemnisés, qui se plaignent des torts et dommages éprouvés par leurs propriétés, soit de la part de l'administration, soit de la part des entrepreneurs des travaux publics : toutes ces difficultés sont du ressort de l'autorité judiciaire, ainsi que celles qui peuvent s'élever, entre les entrepreneurs et l'administration sur le sens des clauses de leurs marchés, et sur les dommages intérêts réclamés à raison de leur inexécution, relativement au contentieux des domaines nationaux, aux ventes de ces mêmes biens, en ce qui touche les droits que des tiers peuvent y prétendre, au sens des baux, des actes de partage, à leurs effets; quand il y a contestation entre les intéressés et l'administration, n'est-il pas inoui, en effet, qu'à cet égard l'administration soit en quelque sorte juge dans sa propre cause.

Voilà pourquoi il s'éleve une si forte et si légitime opposition contre le conseil d'état, et les conseils de préfecture, mais on ne pourrait plus former aucune réclamation contre eux, s'ils étaient dépouillés de tout ce qui appartient à l'autorité judiciaire, et rendus à leur véritable destination, qui est d'éclairer l'administration, de soulager la responsabilité ministérielle et des agents inférieurs, de ne juger enfin que le contentieux administratif qui n'a rien de judiciaire.

Ainsi, l'on ne rêverait plus la création d'une haute cour administrative qui présenterait les mêmes inconvénients que les cours de justice, puisqu'elle ne saurait être utile, sans jouir de l'indépendance et de l'inamovibilité des magistrats, et qui de plus serait une violation de la Charte et un attentat aux droits du monarque *suprême administrateur;* car, cette haute cour ne donnerait plus, comme aujourd'hui, des avis soumis à l'approbation du chef de l'État, mais rendrait des décisions obligatoires pour le trône même.

L'autorité judiciaire seule doit être inamovible et indépendante, elle jouit aujourd'hui de ces prérogatives qui ne présentent que des avantages, sans danger pour le trône ou l'état : la magistrature, se surveillant elle-même, est à son tour surveillée par le gouvernement, son organisation est presque parfaite, si ce n'est quand à l'institution des juges auditeurs qui, sans blesser la Charte, ne peuvent être, comme maintenant, attachés à la fois aux tribunaux et au ministère public.

En effet, considérés comme juges, ils doivent êtres inamovibles, indépendants, et rester tout-à-fait étrangers au parquet, s'ils continuent de faire le service du parquet, ils cessent alors d'être juges, et ne sont plus que des membres du ministère public.

Cette institution exige donc une prompte réforme; telle qu'elle est, et par le grand nombre des auditeurs, elle blesse les droits des avocats qui, à tant de titres, et pour le bien même de la justice, ne doivent point être exclus de la magistrature, elle blesse nos lois même et la première de toutes, celle qui est notre arche sainte.

Quant aux ecclésiastiques, en faisant partie des

colléges électoraux et des chambres ils prêteront serment de fidélité au Roi, d'obéissance à la Charte et aux lois du royaume, par cela même, ils jureront la reconnaissance des droits de l'autorité temporelle, et de ne jamais les sacrifier à l'autorité spirituelle, la liberté politique deviendra aussi pour eux un patrimoine qu'ils sauront chérir et défendre contre toutes les attaques.

Si, par le concordat, l'institution canonique des archevêques et évêques appartient au Pape, le Roi seul a le droit de les nommer, par là tout se trouve combiné, de manière à ce que Sa Sainteté ne puisse pas imposer au Roi un évêque qui serait en état d'hostilité avec son gouvernement et que, de son côté, le monarque guidé par de mauvais conseils, ne puisse pas mettre à la tête du clergé un homme qui en serait indigne; aujourd'hui que tout dépend de la juridiction de l'ordinaire, c'est-à-dire, des archevêques et évêques, le droit de nomination, en faveur du Roi, lui assure sur le clergé une influence assez étendue, sans qu'elle puisse être nuisible.

D'après la loi du 2 janvier 1817, les établissements ecclésiastiques doivent être reconnus par la loi, et ne peuvent accepter de dons et legs, ou acquérir des immeubles, qu'avec l'autorisation du Roi. Le monarque saura donc arrêter les libéralités ou acquisitions quand il les jugera dangereuses, ou empêchera qu'une masse trop considérable d'immeubles ne devienne morte entre les mains du clergé, ne lui donne une influence trop forte sur les élections, et par suite dans le gouvernement.

D'un autre côté, et nous avons à cet égard à l'appui de notre opinion, les leçons d'une expérience constante, les cours souveraines sauront bien neutraliser tous les moyens illégitimes dont certains ecclésiastiques oseraient se servir, pour capter les volontés des malades, ou, par des fidéi-commis, transmettre des biens à des établissements ou personnes incapables.

En ce qui concerne les réparations, conservation, améliorations des biens attachés aux bénéfices ecclésiastiques, les dispositions du décret du 6 novembre 1813 paraissent suffisantes : plusieurs cependant devraient être converties en loi, et mises en harmonie avec le mode de comptabilité employé pour l'administration des finances de l'état.

Si maintenant on considère les choses de plus haut, on trouvera que, chez nous, les lois laissent à la puissance spirituelle et au clergé bien peu d'issues pour sortir de leurs limites, déborder la puissance temporelle, empiéter sur ses droits et troubler la société générale, en établissant, en dehors d'elle, des sociétés partielles, toujours dangereuses, quand elles peuvent se soustraire à l'action ou à la surveillance du gouvernement.

D'après nos lois, aucune bulle du Pape ne peut

être mise à exécution, sans être vérifiée, enregistrée au conseil-d'E'tat, et sans être revêtue de l'approbation du gouvernement : cette vérification et cette approbation ne doivent appartenir à nul autre ; et c'est méconnaître les principes de la Charte, que de désirer un pareil pouvoir entre les mains de l'autorité judiciaire, de la Chambre des Pairs ou de celle des Députés.

En effet, il s'agit ici d'un acte de haute police, de la défense de l'autorité temporelle contre l'autorité spirituelle. Or, à la magistrature et aux Chambres n'appartient point le gouvernement de l'état; elles usurperaient donc une portion essentielle du pouvoir royal, si le droit, dont il s'agit, était jamais exercé par elles exclusivement.

Aucune congrégation religieuse ne peut exister qu'en vertu d'une loi. (Décrets des 13 fevrier 1790, 18 août 1792; loi organique du 8 avril 1802; lois du 2 janvier 1817 et du 24 mai 1825.)

Il en était de même autrefois; car, aux termes de l'ordonnance de Louis XIII, de 1629, aucun établissement religieux ne pouvait être formé que par des lettres-patentes scellées du grand-sceau, ce qui était le caractère des lois. L'ordonnance de Louis XIV, du 27 juin 1659, voulait même que les lettres-patentes fussent enregistrées dans les parlements; et l'ordonnance de Louis XV, du mois d'août 1749, exigeait qu'elles fussent précédées d'une enquête *de commodo et incommodo*.

« Un état, disait M. Portalis, lors de la loi
» du 8 avril 1802, n'a qu'une autorité précaire,
» quand il a dans son territoire des hommes qui
» exercent une grande influence sur les esprits et
» les consciences, sans que ces hommes lui appar-
» tiennent, au moins sous quelque rapport; la tran-
» quilité publique n'est point assurée, si l'on né-
» glige de savoir ce que sont les ministres de ce
» culte, ce qui les caractérise, ce qui les distingue
» des autres citoyens; sous quelle discipline ils en-
» tendent vivre, et quels réglements ils promettent
» d'observer : l'état est menacé, si ces réglements
» peuvent être faits et changés sans son secours;
» s'il demeure étranger, indifférent à la forme et à la
» constitution du gouvernement qui se propose de
» régir les âmes. »

C'est, d'après ces principes, que l'établissement des congrégations religieuses a toujours nécessité l'intervention d'une loi; et, qu'aux termes de l'article 4 de la loi du 8 avril 1802, aucune assemblée délibérante, concile national ou métropolitain, synode diocésain, ne peut exister sans la permission du gouvernement.

Comment se fait-il donc que la compagnie de Jésus, dont l'institut serait inconciliable avec nos lois, par cela seul que les Jésuites dépendent d'un chef étranger, ait pu reparaître chez nous? Comment se fait-il que d'autres congrégations religieuses, non reconnues légalement, existent aujourd'hui en France, telles que celles des Missions-Etrangères, de Saint-Lazare, du Saint-Esprit, des Missions de l'intérieur ?

Je suis loin de contester l'utilité, et même la nécessité de plusieurs d'entre elles, particulièrement de celle de Saint-Lazare, qui dirige les hospitalières, si précieuses sous tous les rapports; de celle du Saint-Esprit, qui fournit des prêtres aux colonies; de celle, enfin, des Missions-Etrangères, qui se recommande à tant de titres, sans entraîner tous les troubles et les dissensions qu'ont trop souvent causés les Missions de l'intérieur. Mais il faut le dire franchement : si ces congrégations existent aujourd'hui avec autorisation, ce n'a été que par une usurpation du gouvernement impérial, dont ensuite le gouvernement du Roi a hérité.

A peine la loi de 1802 avait été promulguée, que déjà Bonaparte, se mettant à la place du législateur, avait disposé, par l'article 4 du décret du 22 août 1804, que les corporations religieuses pourraient être autorisées par un décret émané de lui seul.

Plusieurs congrégations furent en effet autorisées par les décrets des 27 mai 1804, et 23 mars 1805; supprimées par un décret du 26 septembre 1809.

Depuis la restauration, la congrégation des Missions-Etrangères a été autorisée par ordonnance du 2 mars 1815; celle de Saint-Lazare et du Saint-Esprit, par ordonnance du 3 février 1816; celle des Missions de l'intérieur, par ordonnance du 25 septembre 1816.

D'après l'article 68 de la Charte, et la jurisprudence établie relativement aux décrets du gouvernement impérial, ayant même usurpé le pouvoir législatif, ces corporations religieuses peuvent être considérées comme légalement reconnues, mais elles ne sauraient, à mon avis, sans violer les dispositions de la loi du 2 janvier 1817, recevoir aucunes donations, ni faire aucunes acquisitions d'immeubles, même avec l'attache du Roi.

En effet, cette loi n'accorde une pareille prérogative qu'aux établissements ecclésiastiques, reconnus par le législateur; et comme ses dispositions sont intervenues postérieurement aux ordonnances précitées, il en résulte que la loi de 1817 a excepté du droit de recevoir des dons et legs, ou de faire des acquisitions, toutes les congrégations religieuses autorisées seulement par ordonnances.

Quoiqu'il en soit, et pour faire disparaître une pareille anomalie dans notre législation, il faut revenir aux vrais principes, et une loi sur les congrégations d'hommes est aussi urgente que nécessaire; elle est même indispensable, depuis la loi du 24 mai 1825, sur les congrégations religieuses de femmes.

Ainsi, l'action du clergé serait parfaitement réglée; dans le cas où il commettrait une usurpation sur le pouvoir temporel, ou une violation des lois, les appels comme d'abus existent en faveur du gouvernement et des particuliers, pour réprimer ses écarts ou ses attentats. Aujourd'hui, par l'article 6 de la loi du 8 avril 1802, et par suite d'une jurisprudence constante, la connaissance des appels comme d'abus appartient au conseil-d'Etat, malgré les dispositions du décret du 25 mars 1813, qui les attribuait aux cours royales.

Le recours compète à toute personne intéressée; et à défaut de plainte particulière, est exercé d'office par les préfets. Le plaignant adresse un mémoire au ministre de l'intérieur, lequel prend tous les renseignements convenables, et, sur son rapport, l'affaire est définitivement terminée dans la forme administrative, ou renvoyée, selon l'exigence des cas, aux autorités compétentes. C'est ici que s'élèvent de graves difficultés. Certaines personnes, obéissant à l'esprit de parti ou à d'anciens préjugés, d'autres de bonne foi, soutiennent que la juridiction du conseil-d'Etat, en pareille matière, est abusive ou impuissante, tant pour le gouvernement que pour les particuliers; en conséquence, elles demandent à grands cris que les appels comme d'abus soient dévolus aux cours royales.

Suivant elles, la Charte ne veut pas que les citoyens soient distraits de leurs juges naturels; les cours royales sont les juges naturels des citoyens : devant elles, les débats sont publics, par conséquent, les défenses des parties sont plus égales et plus complètes : la répression des abus est plus prompte, plus sûre et plus efficace que devant le conseil-d'Etat, qui est trop éloigné des plaignants, n'a point de règles fixes, et dont les décisions ne sont que trop souvent influencées par les passions politiques du moment ; le gouvernement enfin, a le plus grand intérêt à éviter toute querelle ou tout choc avec l'autorité ecclésiastique ; le seul moyen d'y parvenir est qu'il se tienne à l'écart, et qu'il laisse la magistrature juger les abus et redresser les empiétements du clergé.

S'il y a quelque chose de vrai et de juste dans de pareilles réclamations, il faut reconnaître aussi qu'elles renferment beaucoup d'erreurs ; parce que ceux qui les élèvent n'ont pas su ou n'ont pas voulu examiner la question sous toutes ses faces.

Il faut, en effet, considérer les appels comme d'abus, par rapport aux ecclésiastiques, par rapport aux citoyens, et enfin relativement au gouvernement. C'est ainsi qu'à mon sens on pourra reconnaître les vrais principes de la matière, et si la législation et la jurisprudence existante sont en rapport avec ces principes.

En ce qui concerne les ecclésiastiques, quoiqu'il n'y ait plus d'officialités, lesquelles ont été supprimées par l'article 13 de la loi du 7 septembre 1790, quoique les évêques n'aient plus une juridiction faisant partie des autorités publiques, et qu'ils ne puissent plus, sans l'attache du gouvernement, et comme autrefois, d'après les art. 21 et 26 de l'édit de 1695, requérir d'office des officiers civils, main-forte pour l'exécution de leurs décisions : cependant, nos lois leur accordent encore sur les ecclésiastiques une surveillance et une inspection qui leur donnent le droit d'infliger à un prêtre des peines divisées en extraordinaires ou ordinaires.

Les extraordinaires sont de simples corrections, comme l'envoi au séminaire pour un temps limité ; les ordinaires sont appelées censures, telles que l'excommunication, la suspense, l'interdit, et sont seules considérées comme de véritables peines. Aussi, les décisions infligeant des censures, sont susceptibles de l'appel simple, qui se porte devant l'archevêque ou métropolitain, (art. 15 de la loi organique du 8 avril 1802), et de l'appel comme d'abus qui a lieu, d'après les principes encore en vigueur aujourd'hui : 1°. pour contravention aux canons reçus dans le royaume; 2°. pour contravention aux concordats, édits et ordonnances du Roi, 3°. pour les attentats aux droits, franchises, libertés et priviléges de l'Eglise gallicane, 4°. pour les violations de juridiction.

Certaines conditions étaient prescrites, à peine de nullité; pour que la censure fut légale : il fallait citation libellée, que l'accusé eût eu le droit de se défendre ; que le supérieur ecclésiastique eut eu qualité et pouvoir; que le délit fut prononcé juridiquement; que la sentence fut par écrit, avec l'énonciation de la cause; enfin, que lacensure fut prononcée pour un fait défendu par la loi canonique.

Ainsi, les appels d'abus, en faveur des ecclésiastiques, étaient et sont encore aujourd'hui un recours à l'autorité temporelle, contre les entreprises de l'autorité ecclésiastique qui lèse un clerc dans sa fortune, sa réputation et son existence sociale, c'est-à-dire, dans ses droits temporels.

Mais, en pareil cas, les cours royales ne pourraient statuer, sans blesser à la fois les droits de l'épiscopat et du gouvernement, et sans troubler l'harmonie sociale.

Si les cours royales sont les juges naturels des citoyens, elles ne sont pas juges des actes d'inspection ou de surveillance de l'autorité ecclésiastique sur les membres du clergé. Il ne s'agit pas ici de contraventions, délits ou crimes, tels qu'ils sont définis par nos lois, mais bien de pe ines disciplinaires : la connaissance de l'inobservation des canons, concordats et libertés de l'Eglise gallicane n'est point une matière judiciaire; la juridiction ecclésiastique, à cet égard, ne peut donc être soumise à la magistrature.

C'est au conseil-d'Etat, ou plutôt au Roi, suprême régulateur de toutes les juridictions, qu'il appartient de renfermer l'autorité ecclésiastique dans le cercle de ses attributions, et de protéger les clercs contre l'exercice abusif de cette autorité. C'est là un acte de défense de la puissance temporelle contre la puissance spirituelle; défense que le gouvernement ne pourrait confier ou remettre à des magistrats, sans abdiquer ses droits et se mettre sous leur dépendance, ce qui serait une violation manifeste de la Charte même.

D'un autre côté, si les décisions des évêques étaient soumises à la censure de la magistrature, leur autorité se trouverait paralysée et incertaine par la diversité de jurisprudence des cours royales; ils seraient exposés à des discussions perpétuelles; en vain rétablirait-on, comme autrefois, certaines formes particulières pour que l'appel fut reçu : comme, par exemple, la formalité d'une requête et d'une permission du président, remplaçant les anciennes lettres de chancellerie; une consultation de deux avocats, dans laquelle les moyens d'abus devaient être détaillés; enfin, de fortes amendes contre ceux qui succomberaient dans leur appel. Les passions n'auraient pas de peine à vaincre tous ces obstacles : elles sauraient bien, en prenant chaque évêque à partie, avilir l'autorité ecclésiastique dans des débats publics et animés, qui, par cela même, serviraient d'aliments au scandale et à la malignité.

Tous ces dangers ne sont point à craindre aujourd'hui, d'après la manière dont les appels d'abus portés par les clercs sont instruits et jugés. Rien n'est à changer à cet égard.

Par rapport aux citoyens, les cas d'abus sont, suivant l'article 6 de la loi organique du 8 avril 1802, toute entreprise ou tout procédé qui, dans l'exercice du culte, peut compromettre leur honneur, troubler arbitrairement leur conscience, dégénérer contre eux en oppression ou injure, ou en scandale public.

Pour tout ce qui tient à l'honneur des citoyens, c'est-à-dire, quand un ecclésiastique, même dans l'exercice de ses fonctions, se permet des injures, des diffamations ou des calomnies envers un ou plusieurs individus, s'il se rend coupable envers eux de voies de fait ou de tout autre délit, ils doivent avoir le droit d'en obtenir la répression, et c'est aux tribunaux seuls qu'il appartient de statuer, parce qu'ils sont les juges naturels de pareilles infractions.

Ils prononcent alors sur des faits qui sont incriminés par nos lois, et non point sur des actes de discipline de l'autorité ecclésiastique, qui est indépendante d'eux. Le gouvernement n'est point ici partie ; il ne peut, ni directement ni indirectement, arrêter la réparation légitime due à un citoyen justement offensé ; il ne doit donc pas être nécessaire d'obtenir d'autorisation pour poursuivre les ecclésiastiques : sans une sorte d'impiété, ils ne peuvent être considérés comme fonctionnaires publics, car, pour tout ce qui tient à la religion, le clergé ne reçoit sa mission que du Ciel, n'est point dans la dépendance du gouvernement, ni par conséquent dans la classe de ses fonctionnaires.

Si c'est en vertu de l'article 8 de la loi du 8 avril 1802, et comme seul arbitre des cas où les appels comme d'abus doivent être jugés administrativement, ou renvoyés aux autorités compétentes, que le gouvernement doit connaître de toutes les plaintes, ou répond victorieusement, d'abord que le cas cesse d'être un simple abus, quand il se trouve incriminé par nos lois; ensuite que les ecclésiastiques n'étant point les agens du gouvernement, que la distribution de la justice ne lui appartenant pas, mais à la magistrature, le renvoi aux tribunaux se trouve de droit. Encore une fois, le gouvernement ne peut être le maître d'accorder ou de ne pas accorder l'impunité à un ecclésiastique coupable d'une infraction dans l'exercice de l'autorité ecclésiastique, qui n'est point sous la dépendance du gouvernement, pour laquelle, par conséquent, il n'est point responsable, et ne peut être attaqué comme tel.

En Belgique, où la loi du 8 avril 1802 est encore en vigueur, tout particulier peut traduire un ecclésiastique devant les tribunaux, sans autorisation, à raison d'un fait incriminé par les lois et qui lui porte préjudice; en France, plusieurs cours royales, notamment celle de Nancy, l'avaient aussi décidé, mais la cour de cassation a adopté une jurisprudence contraire.

Une loi est nécessaire pour faire rentrer les citoyens dans la plénitude de leurs droits, et la magistrature dans ses attributions ; elle n'est pas moins nécessaire pour accorder aux ecclésiastiques de fortes garanties contre le débordement des passions et des haines.

Si le Législateur doit reconnaître la juridiction des tribunaux, pour les actes du clergé qui sont des contraventions, délits ou crimes envers les particuliers, les ecclésiastiques méritent aussi toute sa protection.

D'après l'article 3 du Code d'Instruction criminelle, l'action civile en réparation du dommage causé par un fait incriminé, peut être poursuivie en même temps, et devant les mêmes juges, que l'action publique, elle peut aussi l'être séparément devant les tribunaux civils.

Je crois que l'action devant les tribunaux civils devrait seule être ouverte aux particuliers lésés, ou si le droit commun était conservé à leur égard, et s'ils pouvaient traduire les ecclésiastiques correctionnellement, la connaissance de l'action devrait appartenir à une juridiction supérieure ; déjà la loi du 20 avril 1810, a établi dans son article 10, que quand des archevêques ou évêques seraient prévenus de délits de police correctionnelle, les cours royales en connaîtraient de la manière prescrite par l'article 479 du Code d'instruction criminelle; il serait bon qu'il en fût de même à l'égard des autres membres du clergé.

Dans tous les cas, s'il y avait rejet de l'action, et si l'on reconnaissait de la méchanceté ou de la mauvaise foi de la part des plaignants, ils devraient être condamnés, sans préjudice des dommages et intérêts, à des amendes plus ou moins fortes, selon les circonstances.

Le huis-clos pourrait toujours être ordonné, sur la réquisition du ministère public, si la discussion était de nature à amener du scandale.

Parlons maintenant des actes qui ne feraient que troubler la conscience d'un citoyen, ou dégénérer, contre lui, enoppression, sans qu'il y eût contravention, délit ou crime; alors il est évident, qu'à cet égard, c'est au gouvernement seul qu'il appartient de statuer dans les formes administratives, en conseil-d'Etat, où des évêques figurent avec des magistrats civils, et réunissent en commun le tribut de leurs connaissances et de leur expérience; les tribunaux ne sauraient connaître de ces matières, parce qu'ils ne sont point des cours de Sorbonne, et que la police du culte n'entre point dans leurs attributions.

Pour corriger quelques abus rares et isolés, on donnerait lieu à des abus mille fois plus graves et plus dangereux, si l'on soumettait aux tribunaux, par exemple, des refus de sacrements, de sépultures, etc.; cela serait d'autant plus intolérable aujourd'hui, que les cours de justice ne sont composées que de laïcs, tandis qu'autrefois les appellations d'abus étaient jugées par la grande chambre du Parlement de Paris qui était, comme on sait, le siége de justice du royaume, composée d'un nombre égal de personnes, tant ecclésiastiques que non ecclésiastiques, même pour les personnes des Pairs du royaume.

Ne serait-il pas monstrueux de voir renaître aujourd'hui les discussions qui ont existé sous Louis XV, au sujet des billets de confession, entre le gouvernement, les Parlements et l'autorité ecclésiastique? dans de pareilles circonstances, le gouvernement doit seul avoir le droit de renfermer le clergé dans les formes canoniques et légales.

Peut-être, serait-il même dans l'intérêt de la liberté et de la religion, avantageux pour les citoyens et le gouvernement, que le législateur établît des espèces de tribunaux ecclésiastiques, présidés par les archevêques et évêques, lesquels, d'après certaines formes protectrices et sommaires, connaîtraient, sur la réclamation des citoyens, de tout refus de sacrements, de tous troubles aux consciences et autres cas analogues, les tribunaux placés près des archevêques, et présidés par eux, jugeraient les appels simples portés par les ecclésiastiques contre les décisions des évêques; les particuliers et les clercs ne pourraient avoir recours à l'appel comme d'abus, qu'après avoir épuisé ce premier degré de juridiction.

Ces tribunaux, en harmonie avec nos nouvelles lois, s'appeleraient officiaux, les formalités de procédure qui y étaient suivies, seraient en partie rétablies, ainsi qu'elles existaient, suivant les ordonnances de 1667, 1670 et les édits de 1657 et 1695.

Ainsi, les citoyens trouveraient de sûres garanties, contre le clergé inférieur dans l'autorité ecclésiastique; il en serait de même des clercs; les archevêques et évêques ne prononceraient pas, comme aujourd'hui, seuls, sans formalités, sans régles, et par suite arbitrairement; d'un autre côté leur juridiction, reconnue comme *autorité publique*, auroit droit au respect et à l'obéissance, les décisions seraient exécutoires, tandis que nos lois n'indiquent aucun moyen pour contraindre un ecclésiastique réfractaire aux ordonnances de son évêque.

Par rapport au gouvernement, et quand il s'agit d'une usurpation ou d'excès de pouvoir de la part du clergé, il serait inconcevable que le gouvernement confiât à d'autres qu'à lui-même, les soins de sa propre défense, qu'il consentît à descendre comme partie dans la lice judiciaire, et à subordonner ses droits à la jurisprudence variable et souvent incertaine des cours royales.

On sait combien la police, confiée jadis aux parlements, a causé de trouble et de dissensions, et comme il ne s'agit ici que de haute police, le gouvernementne pourrait en abandonner l'exercice à la magistrature, sans abdiquer ses pouvoirs.

Si l'infraction aux lois et réglements de l'État était incriminée, sans que pourtant aucun intérêt particulier fut lésé, le procureur général n'en devrait pas moins poursuivre d'office, ou sur l'injonction qui lui serait donnée par la cour royale, d'après l'article 11 de la loi du 20 avril 1810, à moins toute fois, qu'en prononçant sur l'abus le gouvernement ne rendît une ordonnance, dite *d'abolition*, et qui rentre dans le droit d'amnistie accordé au Roi par la Charte.

Tels sont les principes qui me paraissent incontestables dans les appels comme d'abus, et qui doivent fournir à tous une arme suffisante pour se défendre, contre les entreprises du clergé ou ses attentats possibles.

Redouterait-on encore de sa part un empire et une influence funestes dans les séminaires, ou écoles ecclésiastiques? nos lois, et les ordonnances de juin 1828 y ont pourvu de la manière la plus expresse : l'édit du Roi, du mois de mars 1682, a déclaré loi de l'État la déclaration du clergé de France de la même année et ordonné que cette déclaration serait enseignée dons tous les séminaires; l'article 24 de la loi du 8 avril 1802 dispose que ceux qui seront choisis pour l'instruction dans les séminaires, se soumetteront à enseigner la doctrine contenue dans la déclaration précitée; un décret, du 25 fevrier 1810, l'a surabondamment déclarée loi de l'État; une jurisprudence constante l'a reconnu; ajoutons à cela la création d'une école de hautes études ecclésiastiques, les ordonnances de juin 1828 qui exigent des professeurs la déclaration qu'ils n'appartiennent à aucune corporation prohibée ou non reconnue, on se convaincra que les lois et réglements offrent toutes sortes de garanties.

Seulement, il est nécessaire de rétablir l'antique institution, d'après laquelle, nul n'était promu aux ordres ecclésiastiques, s'il n'avait pris des grades dans l'université, et soutenu des thèses sur les libertés de l'Eglise gallicane, et sur la souveraineté temporelle, (édit de mars 1682), c'est un des principaux moyens de rétablir la Sorbonne dans son antique lustre et de détruire l'ignorance et le fanatisme.

Il faut aussi que les ordonnances de 1828 soyent transformées en dispositions législatives, pour tout ce qui n'est pas réglement, tel que la création même des écoles ecclésiastiques qui, il faut le dire, n'est reconnue par aucune loi, mais résulte de décrets et d'une ordonnance du 5 octobre 1814.

Pour que les lois et réglements soyent fidèlement observés, la séparation du ministère des affaires ecclésiastiques, de la direction de l'instruction publique, me paraît encore fondamentale;

il faut qu'il y ait de leur part surveillance réciproque : ainsi, si les séminaires, sortant de leur destination, cherchaient à augmenter le nombre de leurs prosélytes, et enlevaient un trop grand nombre de jeunes gens nécessaires à l'Etat, pour les élever dans d'autres vues que celles qui ont pour but la société civile, la direction de l'instruction publique viendrait aussitôt dénoncer les abus, et réclamer ses droits.

Dans un état belliqueux comme la France, entouré de nations qui entretiennent un grand nombre de soldats, une saine politique exige que la jeunesse soit toujours à la disposition de l'Etat pour sa défense, et le clergé ne peut avoir le droit de faire entrer dans le saint ministère plus de sujets qu'il n'est nécessaire pour l'exercer dignement.

D'un autre côté, la puissance paternelle doit être respectée dans l'éducation des enfants; ceci nous conduit à l'examen du régime actuel de l'université royale.

CHAPITRE II.

DE L'INSTRUCTION PUBLIQUE.

La loi, du 10 mars 1806, qui a fondé l'université, avait disposé que tout ce qui était d'exécution, serait déterminé par des décrets, lesquels seraient postérieurement convertis en loi, cette loi n'a jamais existé et est encore à faire; à sa place, on trouve une multitude de décrets et ordonnances qui se contredisent, s'abrogent, et démontrent, par cela même, que le gouvernement n'a jamais été entièrement dans la ligne de la vérité, il faut donc remonter aux vrais principes de la matière, afin de reconnaître sur quelle base, et comment l'instruction publique doit être organisée.

L'homme, en naissant, apporte deux espèces de besoins qui se développent successivement dans lui, et dérivent de son organisation même, c'est-à-dire, des besoins physiques et des besoins intellectuels; c'est la nature, ou plutôt Dieu, qui a chargé les père et mère de nourrir, protéger et instruire leurs enfants, jusqu'à ce qu'ils soyent en état de le faire par eux-mêmes :

L'instruction des enfants, de la part des père et mère, est donc à la fois un droit et un devoir;

c'est un acte de la puissance paternelle, dans lequel, la loi civile, ou le gouvernement ne peuvent intervenir.

Ainsi, les parents ont la faculté de donner eux-mêmes l'éducation qui leur paraît la plus convenable et la plus appropriée à la condition et aux inclinations de leurs enfants, leur conduite à cet égard, ne doit tomber dans le domaine du législateur, que lorsqu'elle va jusqu'à des infractions, qualifiées par nos lois, crimes, délits, ou contraventions, car alors la société se trouve blessée, et peut exiger une juste répression.

Si les parents appellent, dons le sein de la famille, un individu plus instruit qu'eux, pour les aider dans l'éducation de leurs enfans, cet individu n'exerce qu'une portion du pouvoir du chef de famille, qui reste le surveillant et le directeur de l'instruction; le législateur et le gouvernement n'ont pas à s'occuper de tout cela, car, il ne s'agit toujours, que d'un acte de la puissance paternelle.

Mais, lorsque le chef de famille, se sentant dans l'impossibilité, ou dans l'incapacité d'instruire ses enfants, ou de surveiller leur éducation, les envoie dans une école, alors naît l'instruction publique, et le droit du législateur de l'organiser et de la surveiller.

Chaque parent, en effet, n'ayant d'autorité que sur son enfant, et nullement sur celui d'un autre, ne saurait jouir du droit de prescrire un mode d'éducation ou de surveillance générale. Tous les parents réunis ne pourraient non plus déléguer à un autre, que le pouvoir qu'ils ont eux-mêmes, c'est-à-dire, une éducation privée, une puissance circonscrite dans la famille.

Or, l'établissement d'une école, n'est point un simple acte du gouvernement de la famille; cet établissement existe dans la société, agit sur elle; elle a par conséquent le droit d'intervenir pour stipuler ses intérêts, et pour sa propre défense.

Mais, de quelle manière le législateur doit-il organiser ou régler l'instruction publique? à qui doit-il en confier la surveillance?

Dans les gouvernements despotiques, républicains, militaires ou théocratiques, le législateur appelle la jeunesse au secours d'un gouvernement qui n'est pas naturel; il confisque à son profit la puissance paternelle et les consciences, dirige toutes les intelligences et les talents, vers un but unique, les principes de la constitution.

C'est alors que les enfants, élevés dans des vues politiques étrangères à la famille, ne sont plus que des séides des différents gouvernements; il ne faut plus attendre le développement de tous les genres de génies, de talents, ou d'esprits donnés par la nature, et dont une heureuse réunion forme la richesse morale publique.

Une pareille direction dans l'instruction publique, n'est en harmonie ni avec la vérité, ni avec la justice; elle ne peut dès-lors convenir dans le gouvernement monarchique et libéral, sous lequel nous avons le bonheur de vivre, là, où tous les cultes chrétiens jouissent d'une égale protection, quoique la Religion catholique soit la religion de l'Etat.

Chez nous, le législateur doit considérer que l'instruction publique n'est point une fonction du gouvernement, mais, à la fois, une délégation de l'autorité paternelle et de la societé; que par conséquent, l'instruction ne doit point être constituée pour le gouvernement, dans son intérêt exclusif, dans des vues politiques, ou d'intolérance religieuse; qu'elle ne doit point non plus être abandonnée aux caprices, et souvent aux passions des pères de famille, qui pourraient confier leurs enfants à des personnes incapables, ou enseignant des choses contraires aux sentiments religieux, aux mœurs, et aux lois qui servent de fondement à la société.

Le législateur doit aussi être guidé par cette vérité, que les lumières étant la sauvegarde de la vertu, et tous, d'après la Charte, pouvant aspirer aux honneurs et aux emplois, en remplissant les conditions nécessaires pour les exercer, les bienfaits de l'instruction doivent appartenir à tout le monde, selon la position et la capacité de chacun.

Enfin, il ne perdra pas de vue que le gouvernement, étant l'œil de la société, a nécessairement le droit de surveiller toutes les écoles, sans exception, ce qui comprend celui de vérifier et d'approuver leurs réglements intérieurs; que, si le gouvernement peut s'adjoindre l'autorité religieuse, ou toute autre, pour l'aider dans cette surveillance, il ne peut pas plus en être privé, que s'en dépouiller en faveur de personne; car, en agissant ainsi, le gouvernement se suiciderait en quelque sorte, et violerait toutes les dispositions nécessaires pour sa propre conservation.

En partant de ces principes, on voit que le gouvernement peut bien instituer des écoles particulières, dans lesquelles il appelera tous les talents et les mérites; offrir à la confiance des familles des établissements, où l'on enseignera ce qu'il y a de plus élevé dans les sciences et les lettres; mais que, néanmoins, il ne doit point avoir le monopole de l'instruction.

L'article 1er. du décret, du 17 mars 1808, ne peut donc être conservé. Déjà on avait senti qu'un pareil monopole était intolérable; car, par l'art. 21 de l'ordonnance, du 27 février 1821, les maisons particulières d'éducation qui auraient mérité la confiance des familles, tant par leur direction religieuse et morale, que par la force de leurs études, pouvaient, sans cesser d'appartenir à des particuliers, être converties en colléges de plein exercice.

Mais, l'article 23 de cette ordonnance défendait aux colléges particuliers de reçevoir des élèves externes, dans les villes où il existait des colléges royaux et communaux, ni même dans les autres, sans une autorisation spéciale ; les institutions particulières, notamment à Paris, sont dans l'obligation d'envoyer leurs élèves dans un des colléges royaux. Ces dispositions doivent cesser. Le législateur admettra que les colléges des particuliers recevront des externes, et que les institutions pourront ne pas envoyer leurs élèves dans les colléges royaux.

Par l'article 16 de l'ordonnance, du 27 février 1821, l'enseignement doit être uniforme dans tous les colléges ; il est commandé au conseil royal de publier, à la fin de chaque année scolaire, le catalogue des ouvrages dont les professeurs sont obligés de se servir, exclusivement pendant l'année suivante.

Cette disposition rappelle les arrêts du parlement de Paris, si bien ridiculisés par Boileau, et qui prescrivaient, envers et contre tous, l'enseignement de la doctrine d'Aristote.

Rien ne paraît plus contraire aux progrès des sciences et des élèves, qu'un pareil esclavage et cette uniformité forcée. Les méthodes d'enseignement doivent être, en effet, appropriées aux progrès des sciences ; elles doivent varier, selon les inclinations et les dispositions des élèves qui, par plusieurs causes, subissent mille modifications différentes et l'influence même du climat.

Ces méthodes seront donc libres ; seulement la liste des ouvrages qui serviront à l'enseignement, devra être envoyée, chaque année, à l'autorité supérieure, laquelle ne pourra refuser son approbation, qu'autant que ces ouvrages contiendraient des choses contraires aux principes qui doivent servir de bases à l'instruction.

Ces bases, conformément à l'article 15 de l'ordonnance du 27 fevrier 1821, sont la religion, la monarchie, la légitimité et la Charte; tout cela est bien. Cependant la liberté des cultes étant garantie par notre loi fondamentable, il serait bon de dire la religion, suivant le culte catholique, ou les autres cultes chrétiens, selon qu'ils seront professés par les élèves.

Plusieurs personnes pensent que, que paralyser les effets d'un prosélytisme fanatique, et toute collision entre les différents cultes, il faudrait créer des colléges spéciaux pour les enfants de ceux qui suivent la religion évangélique.

Mais, rien ne semble plus contraire aux vrais principes de notre gouvernement, aucune ligne de démarcation ne peut exister entre les citoyens; les enfants de différents cultes doivent, dès leur bas âge, contracter l'habitude d'une douce amitié et d'une tolérance réciproque, c'est le seul moyen de faire régner plus tard la paix et l'harmonie dans la société.

Dieu seul dispose du cœur des hommes, et les ramène, quand il lui plaît, dans la droite voie; ce n'est point à nous à proscrire ce que souffre la providence; ce serait véritablement un grand attentat à la puissance paternelle, que d'élever, directement ou indirectement, les enfants des protestants dans un culte qui ne serait pas celui de leurs parents.

Il sera donc avantageux de placer sur la même ligne qu'un aumônier dans les colléges royaux, un pasteur, toutes les fois qu'il y aura un nombre suffisant d'élèves suivant la religion réformée.

Quant aux colléges ou institutions des particuliers, ils ne pourront recevoir des élèves professant différents cultes, sans en avoir obtenu l'autorisation de l'administration supérieure qui statuera, sur l'avis du conseil royal de l'instruction publique, et prendra toutes les précautions nécessaires en pareil cas.

Nous avons reconnu que, si l'enseignement public devait toujours être sous une inspection et une surveillance active et salutaire du gouvernement, cet enseignement, néanmoins, ne peut pas lui appartenir exclusivement; hâtons-nous aussi de dire qu'il ne doit pas plus être confié à une corporation civile, qu'à une corporation religieuse; mais que personne n'en doit être exclus, en agissant dans les limites légales d'une sage liberté.

Aussi le gouvernement, privé du monopole, ne se trouvera pas tenu pour cela d'abandonner son privilége à des établissements particuliers; il ne restera pas, à l'écart et sans influence, pour marcher à la tête de l'instruction, propager les meilleures doctrines et les méthodes les plus sûres, accorder enfin une instruction éminente, dont il sera récompensé par la libre reconnaissance des parents et des élèves.

Au contraire, il entrera en concurrence avec les particuliers, créera, comme eux, des établissements d'instruction, dans lesquels il offrira à la confiance des familles une discipline plus sévère, une direction mieux entendue, des études plus fortes et plus morales; alors s'établiront, entre les différents établissements et leurs méthodes d'enseignement, une émulation, une rivalité qui, en augmentant les progrès des élèves, augmenteront en même temps le domaine des sciences, et composeront, de tous les talents, la richesse morale la plus considérable.

Les communes, à leur tour, dans l'intérêt de la cité, et même pour son illustration, fourniront aussi tous les secours nécessaires aux colléges qui existent dans leur sein, ou s'établiront par la suite.

Voilà l'instruction, telle qu'elle doit être libre dans notre monarchie. Voyons maintenant quelles garanties ceux qui enseignent doivent fournir aux pères de famille et à la société, et par rapport à leurs personnes, et par rapport aux réglements intérieurs des établissements royaux, communaux et particuliers.

L'instruction, en effet, ne suffit pas; l'éducation est une chose non moins importante; souvent même l'instruction serait plus nuisible qu'utile, sans une bonne direction, en tout ce qui regarde le corps, l'esprit et les mœurs.

Suivant l'article 3 du décret du 17 mars 1808, nul ne peut ouvrir d'école, ni enseigner publiquement, sans être membre de l'université et gradué par l'une de ses facultés. Suivant l'article 103, les chefs d'institution, et les maîtres de pension ne peuvent exercer, sans avoir reçu du grand-maître, pouvoir de tenir leur établissement; ce brevet n'est que de dix années, et ils doivent se conformer aux réglements que le grand-maître leur adresse.

De pareilles dispositions doivent être modifiées; les chefs d'institution seront bien soumis à la surveillance et à la discipline de la direction de l'instruction publique, mais ils ne seront point, dans la réalité, membres de l'université. Leur sort doit être assuré, autant que possible, ainsi que celui de leurs établissements. Rien n'est plus décourageant et plus funeste qu'une autorisation provisoire. Leur brevet durera donc, tant qu'ils donneront à leurs établissements une bonne direction, conforme à leurs réglements.

D'après l'art. 98 du décret de 1808, les recteurs font inspecter et surveiller, par les inspecteurs des académies, toutes les écoles et pensions.

Non seulement cette surveillance doit être conservée, mais le sous-préfet, le procureur du Roi et le curé du chef-lieu dans les arrondissements, l'évêque, le préfet et le procureur du Roi dans les chefs-lieux des départements, auront la faculté d'inspecter les écoles, et seront tenus d'adresser, au moins deux fois par an, leurs rapports à l'autorité supérieure.

Conformément à l'article 105 du décret précité, les établissements d'instruction pourront, sur la proposition des recteurs, d'après une information faite par les conseils académiques, et d'après l'avis du conseil royal de l'instruction publique, être fermés, s'il y est reconnu des abus graves et des principes contraires à ceux qui servent de base à l'enseignement public; mais, l'inculpé devra toujours être entendu, et les décisions seront motivées.

Après ce qui vient d'être dit, on sent que les chefs d'institution seront bien soumis à faire approuver, par l'autorité supérieure, les règlements de leurs établissements, mais ils ne seront point tenus de se conformer à ceux qui seraient déterminés par cette autorité, et qui ne pourront être adressés qu'aux colléges royaux et communaux.

Pour enseigner publiquement, il ne faudra donc désormais qu'être gradué, selon l'importance des degrés d'instruction auxquels on voudra se livrer, et obtenir un brevet de l'autorité supérieure, avec approbation des réglements de l'établissement.

Mais ce brevet ne pourra être donné, que lorsque le candidat aura déclaré, par écrit, qu'il n'appartient à aucune congrégation non reconnue par les lois, et sur des certificats constatant, qu'il jouit des droits civiques, a satisfait au recrutement, ou s'en trouve dispensé, comme s'étant voué à l'enseignement pendant dix ans, conformément au n° 5 de l'article 15 de la loi du 10 mars 1818, ou par tout autre motif légal, qu'il est de bonnes vie et mœurs, et se distingue par son instruction et sa conduite religieuse.

Les chefs des établissements particuliers pourront choisir les professeurs, mais, ils seront tenus de les faire agréer par l'autorité supérieure de l'instruction publique.

Près de chaque académie, existeront, comme aujourd'hui, des écoles normales qui conserveront et perfectionneront les bonnes traditions, elles fourniront des professeurs à tous les colléges royaux et communaux, les chefs d'institutions s'en enrichiront aussi.

Conformément à l'article 4 de l'ordonnance, du 4 avril 1824, il y aura des agrégés, au concours, mais la nomination sera faite par les recteurs, entre les candidats qui se seront les plus distingués non-seulement par leur instruction, mais encore par leur moralité, le choix de l'autorité supérieure de l'instruction publique, en tombant par la suite sur ces agrégés, pour les élever au rang de professeurs, sera nécessairement éclairé par la conduite du candidat dans l'agrégation; enfin il pourra y avoir une école normale supérieure à Paris pour l'enseignement le plus élevé.

Parlons maintenant de la surveillance et de la discipline, auxquelles les membres des établissements d'instruction publique doivent être soumis.

Non seulement, les membres des colléges royaux et communaux, mais encore ceux des institutions particulières, ceux qui composent des corporations religieuses ou civiles, doivent être sous la surveillance et la discipline du gouvernement, ou de l'autorité supérieure, à laquelle il délégue ses pouvoirs à cet effet.

Vainement, on objecterait que les corporations religieuses, par exemple, ont une surveillance et un discipline particulières, d'après leurs statuts, approuvés par le gouvernement lui-même, et que, ne faisant point partie des établissements royaux pour l'instruction, elles ne peuvent être soumises à sa censure et à sa correction.

On répondrait victorieusement, que la discipline particulière d'une corporation, est toute différente de la surveillance qui appartient au gouvernement, comme défenseur des intérêts de la société générale, et dont le droit entraîne celui d'appliquer des peines de discipline, sans quoi, ce droit serait sans sanction, sans réalité et sans force.

Qu'on reconnaisse dans certains membres d'une institution particulière, d'une corporation religieuse, une tendance marquée au fanatisme, ou à l'intolérance ; que ces membres enseignent, soit directement , soit indirectement, des maximes contraires à celles qui servent de base à l'instruction publique; que tout cela se passe sans opposition de la part des chefs et directeurs particuliers , ou même avec leur approbation, que, dans l'intérêt de l'établissement, ou de l'institut, quelques membres *nécessaires* soient tolérés, malgré leurs excès, et quelques fois leur immoralité, le gouvernement pourrait-il être obligé de souffrir de pareilles choses, ou de recourir, pour les fautes de quelques individus, à la ressource extrême de la dissolution?

Non sans doute, mais il appliquera des peines disciplinaires, clairement définies par la loi, pour qu'elles ne deviennent pas arbitaires.

Ainsi, tous ceux qui se destinent à l'instruction publique, contracteront, avec l'autorisation de leurs père et mère, s'ils sont mineurs, l'obligation de se vouer à l'enseignement, pendant dix ans, ce n'est qu'à cette condition qu'ils sont dispensés par la loi, du service militaire.

Ils s'engageront à l'exacte observation des statuts et réglements des établissements dont ils feront partie, ils seront de plus soumis aux peines de discipline, portées par les articles 47 et 48 du décret du 17 mars 1808, à l'exception des arrêts, qu'il ne paraît pas avantageux de conserver, comme sortant de la classe des peines de discipline.

Ces peines seront donc, 1°. la réprimande, en

présence d'un conseil académique; 2°. la censure, en présence du conseil de l'université; 3°. la mutation pour un emploi inférieur; 4°. la suspension de fonctions pour un temps déterminé, avec ou sans privation, totale ou partielle, du traitement; 5°. la réforme et la retraite, donnée avant le temps de l'éméritat, avec une pension moindre que celle des émérites; 6°. la radiation du tableau de l'université; 7°. l'incapacité, en cas de radiation, d'être employé dans aucune administration publique.

Les peines portées sous les n°s 1, 2, 4, 6 et 7, seront seules applicables aux établissements particuliers.

La réprimande sera donnée par le recteur d'une académie, après avoir entendu l'inculpé, et après avoir pris l'avis du conseil académique : toutes les autres peines seront infligées par l'autorité supérieure de l'instruction publique; ce droit lui appartiendra, à cause de sa propre responsabilité; mais, pour qu'il ne soit pas exercé arbitrairement, et au hasard, cette autorité sera tenue d'entendre l'inculpé, en présence du conseil de l'université, et de prendre l'avis de ce conseil. Dans tous les cas, néanmoins, de pareils avis ne seront point obligatoires, sans quoi la responsabilité de l'autorité supérieure deviendrait illusoire.

On expliquera tout-à-l'heure si cette autorité doit être unique ou collective, et si elle doit résider entre les mains d'un ministre, d'un grand-maître, ou d'un directeur.

L'article 101, du décret de 1808, prescrivoit le célibat et la vie commune aux proviseurs, censeurs, principaux et régents des colléges royaux et communaux. Cette disposition n'a jamais reçu une pleine et entière exécution, et ne peut subsister, sous le régime de la Charte; seulement le mariage, étant un changement de position sociale, le plus important de la vie, et qui doit exiger de nouvelles garanties, de la part de chaque individu, il sera nécessaire qu'aucun membre de l'instruction publique ne puisse se marier, sans l'autorisation de l'autorité supérieure. Les femmes et les filles des chefs d'un établissement ne devront jamais habiter dans l'établissement même, ou du moins elles devront avoir une habitation entièrement séparée, et sans communication avec celle des élèves.

Quant à toutes les autres peines, portées par les décrets de 1808, et du 15 novembre 1811, c'était de la part du gouvernement impérial, à la fois une usurpation sur la puissance législative et sur l'autorité judiciaire. On trouve, dans ces décrets, des amendes de 100 à 300 fr., des emprisonnements de trois mois à un an (art. 77). Toutes ces peines doivent disparaître, le législateur en déterminera une seule applicable par les tribunaux : c'est une amende de 50 à 600 fr., et un emprisonnement d'un mois à six mois, contre ceux qui se livreraient à l'enseignement public sans autorisation.

Après nous être occupé de la discipline à laquelle

les professeurs doivent être soumis, il est nécessaire de parler de celle dont les élèves seront passibles.

Aujourd'hui, les corrections qui peuvent leur être infligées sont en quelque sorte arbitraires, ou résultent de réglements incohérents et contradictoires. Il n'est pas indigne du législateur de porter son attention sur cette matière.

La jeunesse studieuse est l'espérance de la patrie: l'honneur et la liberté d'un enfant ne sont pas des choses indifférentes. Cette maxime : MAXIMA DEBETUR PUERO REVERENTIA, est vraie aujourd'hui, comme autrefois.

Mais si les enfants ne doivent point être livrés au despotisme de ceux qui les enseignent, il faut bien se garder aussi de les soustraire au frein salutaire de l'obéissance la plus entière.

Pour les enfants, la liberté ne consiste que dans l'observation la plus sévère de leurs devoirs. C'est surtout à une époque où l'orgueil et l'ambition, sapant incessamment toutes les digues légales, menacent de nous jeter dans la licence la plus effrénée, où aucune croyance religieuse et politique n'est enracinée dans les cœurs et dans les esprits ; c'est dans ces moments, qu'il faut que l'enfance, en se conformant religieusement aux règles prescrites à cet âge, apprenne à respecter et à observer plus tard les lois de la patrie.

A mon sens, les châtiments dont les enfants peuvent être passibles, doivent, pour avoir plus d'efficacité, consister principalement dans la privation des avantages et des récompenses qui appartiendront, non seulement aux plus instruits, mais encore à ceux qui se distingueront le plus par leur bonne conduite.

Les corrections corporelles doivent être sévérement prohibées; elles n'ont presque toujours pour effet que de révolter les enfants ou de les avilir, ce qui est également funeste. Ceux qui enseignent ne peuvent d'ailleurs avoir le droit d'infliger de pareilles corrections; car, si elles étaient nécessaires dans certains cas, il ne saurait appartenir qu'à la puissance paternelle d'en être juge, et de les administrer à propos.

Que la paresse, l'inattention ou l'étourderie soient punies par un surcroît de travail appelé *pensum*; si la paresse est persévérante, elle doit être réprimée, soit en faisant rester l'élève plus long-temps dans la classe qu'il aurait dû quitter, soit même en le faisant descendre dans une classe inférieure. Quand les fautes seront plus graves, les coupables, selon la gravité des cas, pourront être signalés comme dangereux, et relégués dans la classe, dans une place séparée et particulière; leurs noms, avec l'indication des fautes, pourront même être affichés à la porte extérieure de la classe, afin que la publicité devienne une des plus sévères punitions.

Les plus coupables enfin, pourront être renvoyés

à leurs parents, pour un temps limité, et même pour toujours, s'ils étaient, par leurs vices ou leurs excès, devenus dangereux pour les élèves, comme des acteurs de corruption, ou de démoralisation et de désorganisation de l'établissement d'instruction.

Mais l'élève ne pourrait être renvoyé, pour un temps limité, que par le chef de l'établissement, après avoir entendu le professeur; il ne serait renvoyé pour toujours, que par décision de l'autorité supérieure, qui statuerait, après avoir entendu les parents de l'inculpé, et après avoir pris l'avis du conseil de l'université. Dans ce cas, l'étudiant exclus ne pourrait jamais être reçu dans aucune école publique.

Quant aux avantages et aux récompenses, il faut non seulement qu'ils n'appartiennent jamais qu'à ceux qui en sont dignes, mais encore qu'ils ne soient point stériles entre leurs mains.

Ainsi, quand un élève, pour le travail de la journée, aurait obtenu ce qu'on appelle un *bon point*, il pourrait s'en servir pour exempter, de l'agrément du professeur, un autre élève, en tout ou partie, du *pensum* qu'il aurait mérité; c'est ainsi qu'il s'établit entre les étudiants une heureuse fraternité et des amitiés de toute la vie.

Outre les récompenses de toute l'année, appelées prix, des médailles, des palmes devraient être distribuées aux meilleurs élèves pour le travail de chaque mois, et leur appartenir en toute propriété.

Pour qu'il n'y ait pas même soupçon de préférence en faveur d'un élève, chaque jour les devoirs devraient être corrigés par les élèves mêmes, sauf la révision générale du professeur; c'est un excellent moyen de stimuler le zéle de chacun, et de le forcer à s'instruire malgré lui. La correction des compositions serait faite, en présence des élèves, qui pourraient faire toutes leurs observations, et n'auraient jamais droit de soupçonner aucune partialité de la part du professeur.

Dans beaucoup d'établissements, des prix sont donnés, à la fin de l'année, à ceux qui ont le mieux réussi dans une seule composition. Il arrive fort souvent que de mauvais élèves, par des efforts extraordinaires, mais d'un jour seulement, obtiennent ces récompenses, au détriment de ceux qui ont travaillé toute l'année, et qui, dans un seul jour, perdent le fruit de leurs travaux.

Une pareille mesure est funeste, et doit être modifiée : un prix ne doit être la récompense que du travail d'une année; que, dans des compositions spéciales, un élève obtienne deux, trois, et même quatre points pour arriver aux prix, cela se conçoit; mais tous les points des autres compositions de l'année doivent être comptés, et le prix ne doit appartenir qu'à celui qui, à la fin, se trouve avoir l'avantage.

Cependant le législateur ne peut s'occuper, que d'une manière générale, des récompenses à distribuer; les mesures particulières regardent chaque établissement d'instruction publique.

Il en est de même relativement aux lieux où une école peut être établie, et aux réglements intérieurs de ces écoles.

Pour l'établissement d'une école particulière, les maire et conseil municipal du lieu doivent être consultés, ainsi que le procureur du Roi et le préfet.

Les réglements intérieurs ne doivent être approuvés, qu'après avoir été examinés par le conseil royal de l'instruction publique, et qu'autant qu'ils présentent des garanties suffisantes pour les parents et la société.

L'éducation étant une délégation de l'autorité paternelle, un père a toujours le droit de visiter son fils, et de s'assurer, par lui-même, de l'instruction qu'on lui donne. Aucun chef d'établissement ne peut, en pareil cas, refuser un fils à ses parents, sans violer ses obligations et ses devoirs : par suite du même principe, les parents doivent recevoir, au moins chaque mois, des notes sur la conduite et les progrès de leurs enfants. Dans certaines maisons, et par un zèle mal entendu des chefs, on s'est appliqué à établir, entre les pensionnaires et les externes, une ligne de démarcation insurmontable : les externes, par cette seule qualité, sont considérés comme contagieux, et tout contact avec les pensionnaires leur est interdit. Tout cela est intolérable ; il peut être, à la vérité, nécessaire qu'une communication trop facile entre les élèves, ne laisse point pénétrer, du dehors, des ferments de corruption dans l'intérieur de l'établissement; mais il y a loin de là à une exclusion totale.

Il est à désirer, au contraire, que des relations amicales et une heureuse harmonie s'établissent entre tous les élèves externes ou internes : pour qu'elles puissent exister sans danger, il faut que la faculté de communiquer avec les pensionnaires, ou celle d'aller chez un externe, avec l'agrément des parents, soient considérées comme une récompense, et accordées à ceux qui se seront le plus distingués par leur instruction et leur bonne conduite.

En tout ce qui regarde la nourriture des élèves, et les exercices du corps et de l'esprit, on ne peut prescrire que peu de règles générales : la nourriture doit être saine et abondante, sans luxe et sans parcimonie, la plus grande propreté doit exister; les exercices doivent à la fois favoriser le développement des facultés physiques et intellectuelles des élèves.

Depuis quelque temps, on a souvent porté bien des plaintes sur la mauvaise nourriture qui leur est donnée, ou sur la parcimonie qui préside à la distribution des vivres. Il faut avouer que l'intérêt sordide de plusieurs chefs d'établissements avait rendu ces plaintes légitimes.

Dans certains établissements, on a voulu, en quelque sorte, niveler tous les estomacs : ainsi le pain, qui est la nourriture ordinaire, était coupé par morceaux égaux, distribués également à chaque élève. Il arrivait que les uns n'avaient pas assez, et que d'autres avaient trop; mais ce dernier cas devait toujours être le plus rare.

La meilleure règle, à cet égard, est de s'en rapporter à la discrétion de l'élève même, sans néanmoins pour cela le soustraire à toute surveillance; que le pain soit coupé et mis dans des corbeilles, et que chacun puisse en prendre selon son appetit, aucun abus réel ne sera à craindre, et les élèves ne souffriront jamais d'une parcimonie désastreuse pour leur santé.

Tout établissement considérable d'instruction publique doit avoir dans son sein un aumônier qui donne aux élèves l'instruction religieuse, et leur fasse observer les pratiques du culte qu'ils professent; mais, quoique cet aumônier, pour tout ce qui tient au dogme et à la foi, ne puisse dépendre que de l'autorité ecclésiastique, il n'en doit pas moins, pour tout le reste, rester dans la subordination envers le chef de l'établissement: quand sortant de sa mission de paix, il se rend, par un zèle mal entendu, par une intolérance condamnable, coupable de quelques excès, il doit être sévèrement réprimé par les peines de discipline qui doivent lui être appliquées, ainsi qu'aux autres membres de l'instruction publique.

Dans les plus petits établissements, les chefs,

d'accord avec l'autorité ecclésiastique, doivent appeler, à certaines époques, des prêtres ou vicaires qui donneront aux élèves toutes les instructions religieuses ; ils meneront eux-mêmes les élèves dans les églises, pour être témoins de l'observation de leurs devoirs religieux.

Les maires qui, plus que toutes les autres autorités, sont à même de reconnaître si les réglements d'un établissement d'instruction sont fidèlement observés, auront la faculté de se transporter dans chaque établissement, et de faire aux autorités supérieures leur rapport, sur tout ce qui leur paraîtrait contraire à ces réglements.

Dans certains cas, c'est-à-dire, lorsque l'établissement est payé par la commune, une pareille surveillance sera un devoir plus rigoureux pour l'autorité municipale; beaucoup de personnes désireraient qu'alors les maires, après avoir pris l'avis du conseil municipal, eussent le droit de proposer des candidats, entre lesquels l'autorité supérieure choisirait les régents et professeurs des colléges communaux. Je ne partage pas cette opinion, car la proposition des candidats ne serait presque jamais suffisamment éclairée ; les maires n'auraient presque aucun moyen de connaître la capacité et l'aptitude de ces candidats par leurs précédents ; il pourrait s'établir, entre l'autorité municipale et l'autorité supérieure de l'instruction, des collisions toujours fâcheuses ; la nomination des régents et professeurs d'un établissement communal par cette dernière autorité, présente beaucoup d'avantages, sans inconvénient, car la conduite des candidats dans l'agrégation répond de la bonté des choix.

Mais, si l'autorité municipale ne concourt pas à la nomination des régents et professeurs d'un établissement communal, elle doit avoir sur eux une surveillance et une inspection spéciale, elle pourra provoquer contre eux les peines de discipline, dans le cas où elle le croirait nécessaire, ce sera à la fois pour elle un droit et un devoir.

Tels sont les principes qui paraissent devoir être appliqués à l'organisation des colléges royaux et communaux et des institutions particulières. Pour les avancements et les récompenses des membres de l'instruction publique, les dispositions du décret de 1808 pourraient être suivies.

Cependant cette organisation ne suffit pas, elle ne réclame pas seule l'attention du législateur, le régime des facultés exige de promptes et salutaires réformes et d'utiles créations, surtout à l'égard des écoles de droit et de médecine.

Les jeunes gens qui fréquentent ces écoles, abandonnés à eux-mêmes dans l'âge des passions, loin de la surveillance paternelle, sans discipline, et presque sans frein, ne se distinguent que trop souvent par leur turbulence, et des excès aussi nuisibles à eux-mêmes, que ruineux pour leurs familles; on les a vu même, victimes d'une franchise et d'une confiance sans bornes, si communes à cet âge, se laisser égarer par des insinuations perfides, et se lancer dans des complots ou des séditions, tandis que les instigateurs et les vrais coupables se tenaient lâchement à l'écart.

Combien n'a-t-on pas fait d'efforts infructueux pour réparer l'insuffisance des réglements, relativement à la conduite et à l'assiduité des étudiants près des facultés, les ordonnances, notamment celle du 5 juillet 1820, ont été impuissantes pour arrêter le mal.

Depuis, on a été plus loin, et l'enseignement a été puni des fautes des seuls étudiants; les écoles ont été désorganisées, sous prétexte d'organisation; les professeurs ont été écartés arbitrairement, et par conséquent injustemement; les quatre chaires de droit naturel, droit des gens et droit public général, droit administratif, histoire du droit, économie politique, créées par ordonnance du 24 mars 1819, ont été supprimées par celle du 6 septembre 1822.

Les ministres du Roi ont été accusés d'avoir voulu rendre les écoles de médecine désertes, et diminuer la force des études, en créant des écoles secondaires, qui n'auraient fait que perpétuer cette ridicule classification des médecins et des officiers de santé, c'est-à-dire, des médecins et des sous-médecins.

Est-ce à une époque, où les progrès toujours croissants de la civilisation, où un luxe sans bornes, où des passions brûlantes, irritées encore par les événements politiques; où, enfin, des communications libres et faciles avec toutes les parties de l'univers, ont augmenté la liste déjà si nombreuse des maladies, et ont rendu leur cure plus difficile, est-ce à cette époque que la vie des hommes doit être abandonnée à l'ignorance ou à l'incapacité?

Il est bien éloigné de nous, le temps où des maladies rares, et dont tous les accidents étaient connus d'avance, ne réclamaient, pour leur cure, que des lumières bornées et ordinaires : aujourd'hui, dans le moindre village, les maladies qui y étaient inconnues autrefois, en affligent les habitants, et leur guérison nécessite les lumières et l'expérience du médecin le plus instruit.

Loin de diminuer la force des études, et de supprimer les écoles de médecine, il faut, au contraire, en augmenter le nombre, en sorte qu'il y en ait autant que d'écoles de droit. Cela n'empêchera pas qu'il y ait des écoles préparatoires et des cours d'instruction médicale dans les hôpitaux, dont les professeurs seront soumis à la discipline du corps enseignant, conformément à l'ordonnance du 18 mai 1820; mais la classe des officiers de santé sera supprimée. Il faudra être gradué pour exercer.

Ce n'est pas sous l'empire de la Charte, à une époque où, par l'encouragement et les secours de nos Rois, l'intelligence humaine a dépassé toutes les bornes connues, qu'aucun sanctuaire du temple des sciences doit être interdit : les quatre chaires abolies doivent donc être rétablies près des écoles de droit.

Mais il faut aussi que les professeurs présentent plus de garanties à la société, et que les jeunes gens soient soumis, pour leur propre bien, à une discipline plus sévère.

L'instruction n'est pas la seule chose à considérer dans un professeur; mais sa moralité n'est pas moins importante, pour que les élèves ne reçoivent point une mauvaise éducation, d'autant plus inévitable et funeste, qu'elle serait favorisée par des exemples contagieux.

Le concours public, entre tous les candidats à une chaire des facultés, donne bien la mesure de l'intelligence et de la capacité de chaque candidat, mais il ne fournit pas la preuve de sa moralité; il faut donc réunir aux garanties qu'offre le concours, celle du choix par l'autorité supérieure, entre trois ou quatre candidats les plus dignes, qui lui seraient présentés par les juges du concours.

Aujourd'hui, ces juges sont les membres des des facultés et des personnes nommées spécialement à cet effet; non seulement, il paraît avantageux de conserver ces adjonctions, mais les évêques, dans les facultés de théologie, les présidents des cours et les procureurs-généraux, dans les facultés de droit, les préfets, dans les facultés des sciennes et belles-lettres, devraient être de droit au nombre des juges du concours, en telle sorte, cependant, que jamais les membres adjoints ne pourraient dépasser le nombre des professeurs; autrement il y aurait trop de chances pour l'arbitraire, et l'influence légitime des professeurs serait illusoire.

Les évêques, les procureurs-généraux, les préfets seraient aussi, de droit, inspecteurs des facultés de théologie, de droit, des sciences et belles-lettres.

L'ordonnance du 4 janvier 1829, sur les concours dans les facultés de théologie, a été rendue dans un but de conciliation; la disposition par laquelle les juges du concours, adjoints aux membres des facultés, sont choisis par l'autorité, parmi les candidats présentés par les évêques, ne blesse aucun intérêt et pourrait être conservée.

Tous les professeurs des facultés doivent être soumis aux mêmes peines disciplinaires que les autres membres du corps enseignant, mais il y aurait pour tous recours au conseil d'État contre les décisions qui prononceraient l'incapacité, en cas de radiation du tableau de l'université, d'être employé dans aucune administration publique.

Aucun professeur ne pourrait exercer, en même temps, une fonction dans l'ordre administratif ou judiciaire; les devoirs et les travaux de l'enseignement sont assez importants pour occuper tous les moments du professeur; comment concevoir d'ailleurs, qu'un juge, qu'un conseiller, puisse être membre d'une faculté ? lorsque, par la loi sur l'instruction publique, il sera soumis à des peines de discipline qui pourront le rendre incapable d'occuper aucune fonction publique, tandis que, comme magistrat, il resterait toujours inamovible, d'après la Charte, et malgré la décision de l'autorite supérieure de l'instruction publique.

Il y a donc incompatibilité entre l'emploi dans l'instruction et les fonctions publiques.

Aujourd'hui, les professeurs des facultés n'ont de rapport avec les élèves, que pendant l'heure où ils donnent leurs leçons; les jeunes gens sont ensuite abandonnés à eux-mêmes, et livrés à tous les dangers d'une liberté illimitée.

Ne serait-il pas avantageux que, dans le sein même des facultés, il fut établi des pensionnats semblables à ceux des colléges royaux, et qui offriraient, aux parents et aux fils de famille toutes les garanties possibles.

Ainsi, les jeunes gens ne perdraient plus trois ou quatre ans dans la dissipation et mille folies; leurs familles seraient tranquilles sur leur santé et leurs mœurs.

Chaque mois, des notes sur les élèves seraient envoyées aux parents qui connaîtraient d'une manière fixe, leurs progrès et leur conduite.

Il est vrai que les jeunes gens, étudiant dans

les facultés ne devraient pas, à cause de leur âge même, être soumis à la même discipline que les élèves des colléges; plus de liberté leur serait accordée; ils pourraient sortir pendant certains jours, aller voir leurs amis, mais il leur serait interdit de rentrer à une heure avancée dans la nuit; cette liberté, toujours soumise à une surveillance active, ne dégénérerait jamais en licence.

Conformément aux articles 8 et 9 de l'ordonnance du 4 octobre 1820, les étudiants devraient prendre leur première inscription au commencement de l'année, et de manière à suivre la totalité du cours sans interruption, à moins d'excuses jugées valables par la faculté; il serait bon d'ajouter que les décisions de la faculté, à cet égard seraient motivées et envoyées au recteur; chaque étudiant, à moins d'excuse valable, approuvée par l'autorité supérieure de l'instruction publique, serait tenu de subir l'examen, après le 4e trimestre, et ne serait admis à prendre inscription par la suite, qu'après avoir subi cet examen.

Les professeurs, suivant l'article 11 de l'ordonnance du 5 janvier 1820, seront tenus de faire l'appel des étudiants, au moins deux fois par mois; et l'étudiant ne pourra, sans excuses *jugées valables par la Faculté*, reçevoir de certificat d'assiduité du professeur, s'il a manqué à l'appel deux fois dans un trimestre et dans le même cours.

Outre ce que prescrit cette ordonnance, les

professeurs seront tenus d'envoyer, tous les quinze jours, au recteur, les noms des étudiants qui auraient manqué à l'appel, et celui-ci pourra s'opposer à l'examen, si un certificat d'assiduité, nécessaire, d'après l'article 15, pour être admis, avait été surpris au professeur.

Nul ne sera reçu à faire valoir dans une faculté les inscriptions prises dans une autre, s'il ne présente un certificat de bonne conduite, délivré par le doyen et approuvé par le recteur; le refus sera motivé; et, dans ce cas, l'étudiant aura la faculté de se pourvoir près du conseil académique qui rendra une décision motivée.

Les étudiants ne pourront jamais, sans en avoir obtenu la permission des autorités locales et du recteur, former entre eux aucune association, agir ou écrire en nom collectif.

En cas de contravention, ils seront poursuivis devant les conseils académiques, soit par le doyen ou l'inspecteur; et le conseil, par décision motivée, prononcera contre eux la perte de deux ou quatre inscriptions, et même l'exclusion contre les instigateurs, ainsi que la dissolution de la corporation, omission qui avait été faite dans l'ordonnance du 5 juillet 1820.

Dans ce cas, il pourra y avoir recours au conseil de l'université qui rendra son jugement motivé, après avoir entendu les contrevenants, et pris toutes informations nécessaires.

Je ne sais même s'il ne serait pas plus avantageux de prohiber tout-à-fait les associations entre étudiants; elles ont eu, dans ces derniers temps, surtout dans les universités d'Allemagne, les conséquences les plus déplorables. Le crime de Sand et l'assasinat de Kotzebue n'auraient peut-être jamais eu lieu, sans de pareilles associations.

Les peines de discipline, portées par les articles 10, 13, 17, 18, 19, et 23 de l'ordonnance du 5 juillet 1820, seront conservées, appliquées par les autorités qui y sont désignées, les décisions seront toujours motivées, et le recours pourra avoir lieu, d'après les distinctions qui y sont faites.

Je désirerais que les noms des étudiants punis fussent, dans les cas graves, affichés, avec les causes de leur punition, à la porte des écoles; la publicité est presque toujours un frein salutaire: elle aurait, dans cette circonstance, l'avantage d'apprendre aux élèves, souvent trop nombreux pour se connaître tous, ceux dont il faudrait éviter la société, comme dangereux.

L'ordonnance du 5 juillet ne prévoit pas le cas où un étudiant seroit signalé par une conduite désordonnée et immorale, et entraînerait les autres dans ses désordres, cette omission vient de ce qu'en général, on ne s'est jamais occupé que de l'instruction, et presque jamais de l'éducation; il est temps d'adopter de meilleurs principes, en inculquant aux jeunes gens, depuis la plus tendre enfance, que la liberté n'a pas de plus grande ennemie que la licence.

Les talents et les connaissances nécessaires ne suffisent pas pour exercer dignement une fonction publique; toute autorité ne tarde pas à être méconnue ou dédaignée, quand elle appartient à des hommes qui l'avilissent par le scandale de leur conduite.

C'est des facultés que doivent sortir toutes les sommités sociales, tous les magistrats et administrateurs, tous ceux enfin qui seront, non seulement l'espérance de la patrie, mais encore son soutien et son ornement; qu'ils apprennent donc à se respecter eux-mêmes, et à se faire respecter par les autres par de bonnes mœurs.

Le législateur, tant pour la société, que pour l'autorité paternelle, a droit d'exiger des étudiants une pareille garantie, et par conséquent d'appliquer des peines disciplinaires à ceux qui causent du désordre et du scandale, sans pourtant que les faits soient incriminés par nos lois pénales.

Mais, en pareil cas, le scandale et la dépravation seront principalement réprimés; la punition devra être infligée avec prudence, et toujours avec justice; il faut accorder de l'indulgence à l'étourderie et à la fougue de l'âge : ainsi une réprimande du professeur ou du doyen sera souvent suffisante, la récidive méritera la réprimande du recteur, la persévérance nécessitera la décision du conseil académique qui prendra toutes les informations nécessaires, entendra toujours l'inculpé dans sa justification, et appliquera, soit la privation de deux ou quatre inscriptions, soit l'exclusion, pour un temps, des écoles de l'académie ; lorsque la mauvaise conduite de l'étudiant nécessitera une seconde décision du conseil académique, il pourra prononcer l'exclusion de toutes les académies.

Dans tous les cas, les décisions des conseils académiques seront envoyées aux parents ou tuteurs des éléves.

Si des pensionnats, semblables à ceux qui existent dans les colléges royaux, étaient créés dans les facultés, les excès des éléves seraient bien rares; pour les rendre encore plus rares, il faudrait faire concourir les institutions particulières à un but aussi utile.

A la vérité, l'obtention des grades, étant nécessaire d'après nos lois, pour pouvoir enseigner et exercer certaines professions, ou fonctions ecclésiastiques et civiles, aucune institution particulière, ne peut avoir le droit de donner les grades, dont la collation appartient essentiellement aux facultés ; mais l'enseignement et la discipline, dans ces institutions, pourraient concourir avec l'enseignement et la discipline existants dans les pensionnats royaux près des facultés, seulement les élèves des institutions seraient tenus de suivre les leçons données par les professeurs des facultés, tous les élèves subiraient chaque semaine une examen, et, à la fin de l'année, tous les examens nécessaires pour obtenir les grades.

Les institutions seraient soumises à la même inspection et à la même surveillance que les pensionnats royaux.

Ainsi, cette concurrence, même dans ces régions élevées des sciences, établirait une utile émulation, aussi avantageuse aux progrès des élèves, qu'aux sciences elles-mêmes.

Le zèle et les talents de ces élèves devraient être stimulés par des prix ou récompenses donnés à la fin de chaque année.

Des médailles et des palmes pourraient même être distribuées, après l'examen de la semaine et du mois.

A la fin des examens nécessaires pour obtenir les grades, lesquels seraient toujours publics, et passés en présence du recteur et des inspecteurs ; des prix seraient donnés dans une distribution solemnelle, en présence des autorités, à ceux qui se seraient le plus distingués dans les examens de la semaine et dans les examens publics de l'année; il y aurait des prix spéciaux de bonne conduite.

Les procès verbaux de la distribution des prix seraient signés par les recteurs, inspecteurs, par le premier président de la cour et le procureur général, et envoyés à l'autorité supérieure de l'éducation publique et aux ministres du Roi.

Il est permis de penser que, si de pareilles dispositions étaient adoptées, les facultés seraient alors dans l'état le plus brillant ; et il ne sortirait de leur sein que des jeunes gens recommandables par leur instruction et leur éducation.

Tous les ecclésiastiques, étant obligés, ainsi qu'on l'a vu plus haut, d'être gradués, avant d'exercer aucune fonction du saint ministère, le fanatisme et l'intolérance, dont l'esprit de parti a d'ailleurs exagéré l'importance, disparaitraient entièrement ; une entière concorde existerait entre les autorités ecclésiastique et civile, agissant chacune dans ses limites.

Je désirerais pourtant, après de pareilles améliorations, la création d'une nouvelle chaire dans les facultés, c'est celle de la théorie générale des langues vivantes et de l'étude des langues anglaise et allemande, les plus importantes pour le commerce et la politique.

Sans doute, par suite de nos triomphes et par l'excellence de notre littérature, le rêve de Leibnitz, pour la création d'une langue générale, est presque réalisé : la langue française est aujourd'hui celle de toutes les classes supérieures du monde connu ; mais, il n'en est pas moins vrai que, dans l'intérêt des progrès de la civilisation, des transactions commerciales et de l'union des peuples, l'étude des langues vivantes est trop négligée chez nous ; il en résulte de facheux préjugés, des préventions injustes, qui entretiennent l'isolement entre les individus des différentes nations, et s'opposent à l'heureuse harmonie qui devrait exister entre tous les peuples de la grande nation européenne.

Pour être consul, secrétaire d'ambassade, ambassadeur, il est nécessaire de connaître la langue de la nation où l'on va exercer ces fonctions. Pourquoi les jeunes gens n'apprendraient-ils pas les langues les plus répandues? Les Français ont trop d'aptitude pour ne pas surpasser, dans cette étude, toutes les autres nations, par exemple, les nobles russes et polonais, qui, en peu de temps, apprennent à parler notre langue avec autant de pureté que nous.

Après les facultés et les académies, nous arrivons aux sommités de l'organisation de l'instruction publique. Les inspecteurs-généraux, quoique devenus moins nécessaires, par suite des inspections particulières, dont on a parlé, doivent toujours être conservés; mais comme des visites de leur part seraient rares, ils pourraient, sans inconvénient, composer le conseil royal de l'université ou de l'instruction publique.

Ce conseil, en effet, ne doit pas subsister tel qu'il est: dans son organisation actuelle, il gêne trop souvent la direction supérieure de l'instruction, et compromet sa responsabilité: par la suppression du monopole et de sa juridiction presque entière, il perdra une partie de ses attributions. Ce conseil peut donc, sans inconvénient, être formé de la réunion des inspecteurs-généraux.

Il y a quelques années, on avait constitué le corps enseignant comme une espèce de république; une ordonnance même, du 17 février 1815, avait considéré que le régime d'une autorité unique et absolue était incompatible avec les intentions paternelles et l'esprit libéral du gouvernement royal.

Mais, après diverses organisations et réorganisations, il a fallu revenir à cette autorité unique et tutélaire, qui, par l'ordonnance du 10 février 1828, a été élevée aux honneurs du ministère.

Aujourd'hui, d'après l'organisation, telle que nous la désirons, le ministère de l'instruction publique ne présente plus que des avantages, sans aucuns des inconvénients qui étaient attachés aux priviléges du grand-maître, tels qu'ils existaient par le décret de 1808 sur l'université.

Non seulement, ce ministère doit être conservé, mais il faut en augmenter l'importance, en y réunissant le bureau des sciences, lettres et arts, qui en est une dépendance naturelle, et qui aujourd'hui dépend du ministère de l'intérieur.

Maintenant l'université fait face à toutes ses dépenses, au moyen de ses revenus particuliers et des subventions qui lui sont payées; ses ressources doivent s'augmenter par des économies, des acquisitions et les donations qui lui seront faites; pourra-t-on, par la suite, abolir la rétribution universitaire dont certaines personnes, et le gouvernement lui-même, par l'ordonnance du 17 février 1815, avaient désiré la suppression? il n'est pas indifférent d'examiner s'il serait politique et avantageux d'agir ainsi; à cet égard, il faut s'exprimer avec franchise et sans déguisement.

Dans un gouvernement comme le nôtre, où la liberté de la presse existe la plus entière possible, le principal moyen, et peut-être le plus efficace, de profiter de tous les avantages de cette liberté et d'en paralyser les abus, c'est l'instruction et l'éducation.

Pour avoir la prétention d'éclairer des hommes instruits, il faut avoir des talents éminents; pour espérer de les corrompre et de les égarer, il faut se sentir un génie bien puissant; mais, comme c'est chose assez rare dans la nature, les écrivains médiocres, immoraux ou séditieux disparaîtraient, ou cesseraient d'être dangereux, s'ils ne pouvaient s'adresser qu'à des gens instruits et bien élevés.

En effet, leurs ouvrages, ou mourraient en naissant, faute de débit, ou si, pour satisfaire la malignité et d'autres passions inséparables de notre nature, ils étaient répandus et lus, chacun trouverait dans son instruction particulière, le remède contre le poison qu'ils renfermeraient.

Chez nous, le temple des beaux-arts, des sciences et des lettres ne doit donc renfermer aucun sanctuaire impénétrable; mais à qui appartient-il de parcourir ces hautes régions de l'intelligence? Ce n'est, sans doute, qu'à ceux qui ne sont point anéantis dans le cercle de leurs besoins physiques et de leurs intérêts privés, à ceux qui, par leur position sociale, par leur fortune et par nos institutions, sont appelés à éclairer la société, à débattre et à stipuler ses intérêts, en un mot, aux gens riches.

C'est surtout aussi pour eux que la presse n'a point d'entraves, et que, par conséquent, tous ses excès doivent être impuissants au moyen d'une bonne éducation.

Pour les classes inférieures, une instruction trop élevée serait, non seulement impossible, mais funeste; voilà pourquoi, avant qu'un livre dangereux puisse jamais parvenir jusqu'à elles, l'œil de la police et les foudres de la justice ne peuvent jamais assez tôt signaler l'ouvrage et l'anéantir.

Si l'on demande pourquoi les classes inférieures ne doivent pas jouir de la même instruction que les classes supérieures, je répondrai, par une réflexion bien simple et bien vraie : c'est que la nature l'a ainsi voulu, c'est que le bonheur individuel et la félicité publique s'y opposent également.

La société, en effet, n'existe et ne se conserve que par les travaux d'une multitude d'états et de professions qui composent l'échelle sociale, et sont tous entre eux, en harmonie parfaite, malgré leur diversité, leur plus ou moins d'importance.

Ces différents états exigent des talents différents :

un menuisier, par exemple, n'a pas besoin, pour devenir excellent dans son art, d'avoir les lumières nécessaires à un magistrat. Aussi la Providence n'a pas donné à tous les hommes les mêmes dispositions et la même capacité; elle ne les a fait égaux ni en forces physiques, ni en forces intellectuelles; elle a départi à chacun, pour son avantage et celui de tous, des inclinations et des esprits divers. C'est là une des conditions de notre nature; il ne faut donc pas chercher à être plus sages que la Providence.

Ainsi, vouloir pour tous la même instruction, c'est rêver une égalité chimérique, c'est mettre la société en ruine, ainsi que la liberté.

Une haute éducation, bornée même aux sujets les plus distingués des classes inférieures, ne serait pas sans danger; elle ne formerait, en général, que des demi-savants, qui, rougissant de la profession de leurs pères, honteux de leurs parents même, jaloux des hommes au-dessus d'eux, chercheraient le plus souvent leur réfuge dans une oisiveté turbulente et dans une popularité séditieuse.

Aujourd'hui, il n'existe déjà que trop de jeunes gens de cette espèce, qui ont surgi du malheur des temps et du bouleversement de toutes les positions sociales; c'est là une des causes principales de cette jalousie inquiète, de cette soif insatiable de domination, de places et d'honneurs qui nous dévorent.

Or, ce n'est point en favorisant un pareil état de

choses, qu'on peut parvenir à purifier nos mœurs et à tranquilliser la société sur les dangers qui la menacent; le législateur doit, au contraire, trouver un remède prompt et efficace, contre un mal aussi invétéré.

Toutefois, ce n'est pas en ne permettant l'étude des hautes sciences qu'à une classe privilégiée, et en l'interdisant à toutes les autres, comme cela existe en Russie, et vient d'être établi en Piémont, que le législateur parviendrait à nous guérir; il provoquerait, au contraire, des révolutions, en blessant à-la-fois les principes de notre gouvernement et l'égalité légale. Par la force d'inertie seule, et en n'imposant à l'Etat aucun sacrifice pour favoriser une instruction élevée, il peut, il doit même espérer de réussir.

Si le haut domaine des sciences et des lettres exige des dépenses considérables pour être fécondé et produire de riches moissons; s'il est démontré que des mains opulentes peuvent seules se livrer avantageusement à cette culture, les gens riches doivent en faire les frais.

L'Etat ou l'université n'ont aucune obligation pécuniaire à remplir vis-à-vis d'eux; ils en ont encore moins, à cet égard, envers les classes inférieures de la société; les dépenses de l'instruction doivent donc être proportionnées à l'importance des études. Ainsi les gens riches, pouvant seul faire les sacrifices nécessaires pour acquérir une haute instruction, jouiront seuls naturellement d'un pareil avantage, pour leur bien particulier et le bien général. Chaque classe inférieure recevra de même l'instruction qui lui conviendra, d'après sa position et le rang qu'elle occupera dans l'échelle sociale.

Il n'y aura d'exception qu'en faveur de certains esprits vigoureux, d'autant plus faciles à reconnaître, que la nature en estavare, mais qui, néanmoins, sont appelés par elle à de hautes destinées ; pour eux, l'Etat fera tous les sacrifices nécessaires pour que de pareils talents ne soient pas pervertis ou anéantis dans les classes inférieures.

Or, la fortune est le prix du travail, le fruit des économies et d'une heureuse industrie ; elle peut s'acquérir par tout le monde. L'instruction ne sera donc un privilége pour personne, et l'égalité, selon la Charte, restera fidèlement respectée ; seulement, l a société trouvera dans la haute instruction destinée aux gens riches, la garantie qu'elle sera reçue et conservée par ceux qui sont seuls capables de l'employer pour le bien général.

En partant de ces principes, on voit que toutes les subventions et rétributions payées à l'université, non seulement ne doivent pas être supprimées, mais doivent même être augmentées dans certains cas.

L'article 9 de la loi du 19 ventôse an XI, limitait les frais d'étude et de réception dans les écoles de médecine, à une somme de 1000 fr. ; par l'art. 38

de la loi, du 22 ventôse an XII, ces frais ne pouvaient, pour les écoles de droit, dépasser huit cents fr. pour les licenciés : les articles 13 de la loi du 19 ventôse an XI, 67 du décret, du 4me jour réglementaire an XII, autorisaient même l'admission gratuite dans ces écoles.

De pareilles rétributions, pour une instruction aussi élevée, sont loin de suffire aux dépenses des facultés ; elles doivent au moins être doublées, surtout si, comme cela est désirable, il est établi, même pour les facultés, des prix ou des récompenses pour ceux qui se seront distingués par leurs travaux et par leur conduite. Ainsi, l'on ne verra plus sortir des écoles de médecine un essaim de médecins, sans proportion avec le nombre des malades, obligés, faute de travail, de se lancer dans le charlatanisme, ou de chercher, au mépris de la délicatesse, et trop souvent des malades, à s'enlever respectivement leur clientelle.

Les avocats ne peupleront plus exclusivement les grandes villes, mais, sûrs de trouver dans chaque pays une occupation suffisante à leurs talents, ils se répandront plus généralement, selon les besoins des localités, et donneront toujours, par leur fortune particulière, la garantie que leur profession sera exercée avec l'honneur et le désintéressement qui en sont inséparables.

Les rétributions doivent pareillement être augmentées dans les facultés des sciences et des lettres.

Quant à la taxe du 20e imposée sur toutes les écoles par l'article 134 du décret, du 17 mars 1808, légitimée par toutes les lois de finances depuis la restauration, elle sera conservée, mais avec plusieurs modifications, cette taxe sera perçue intégralement dans les hautes classes et diminuera progressivement, et en proportion de l'infériorité de l'instruction donnée.

Les colléges et les institutions des particuliers ne peuvent être exempts de cette rétribution, car, quoique l'université, d'après nos principes, soit privée du monopole de l'instruction et n'ait pas, par conséquent, le droit d'exiger, des éléves des établissements particuliers, une rétribution pour une instruction qu'elle ne leur donne pas, il n'en est pas moins vrai que ces établissements doivent, comme ceux du gouvernement et des communes, contribuer aux frais de direction, d'inspection, et de surveillance générale, aux dépenses nécessaires aux progrès des sciences et des lettres dont tous recueillent, en réalité, les avantages.

Jamais l'université ne sera trop riche pour doter les membres du corps enseignant de traitements et des pensions suffisants, pour provoquer la composition des bons ouvrages par des secours et des récompenses honorables, créer des bibliothèques, des cabinets de physique et de chimie, et favoriser, autant que cela serait utile, l'instruction primaire dont on parlera tout à l'heure, donner enfin gratuitement, au moyen des bourses royales et communales à certains génies supérieurs, ou aux enfants de ceux qui, ruinés par le malheur des temps, auraient rendu des services éminents à la patrie, l'éducation nécessaire, afin que les uns puissent développer leur vaste intelligence, malgré les torts de la fortune, et les autres reçevoir dans leurs enfants la récompense due à leurs belles actions.

Toute fois, il ne faut pas donner aux bourses royales et communales une trop grande extension, on en a trop abusé sous Bonaparte pour soustraire des enfants à l'autorité paternelle et les élever dans les vues politiques de son gouvernement, les bourses ne doivent pas non plus devenir une prime pour la faveur et pour l'intrigue.

Par l'article 20 de l'ordonnance, du 12 octobre 1821, les pensions aux frais du gouvernement, assignées à chaque collége royal à pensionnat, et d'abord fixées par l'ordonnance, du 12 mars 1817, à 50, ont été réduites à 41 et viennent de l'être encore tout récemment: suivant les articles 19 de l'ordonnance des 17 fevrier 1821 et 5 de celle du 4 avril 1824, les bourses royales ne peuvent être accordées qu'à des élèves âgés de moins de dix ans accomplis, dont les parents sont domiciliés dans l'académie, à laquelle appartient le collége où les enfants doivent être placés, et sur l'avis des autorités locales.

De pareilles garanties ne sont pas encore suffisantes contre les abus qui existent, la fixation des boursiers royaux à 20 pour chaque collége royal serait assez considérable, moitié des bourses devrait être donnée au concours, le reste au choix seul.

Un acte du gouvernement, du 10 mai 1808, avait créé des bourses et portions de bourses à la charge des communes dans les lycées, devenus depuis colléges royaux, cette création entrait dans les projets de Bonaparte qui voulait s'emparer de l'élite de la jeunesse, pour l'élever dans les vues politiques de son gouvernement, mais ce n'en était pas moins une violation des droits des communes, à qui on ne pouvait imposer, malgré elles, de pareils sacrifices, l'autorité paternelle était à peine consultée, cette institution enfin était devenue un abus vraiment intolérable.

Le gouvernement royal, il est vrai, a cherché à corriger, en partie, cet abus, par les ordonnances des 25 décembre 1819, et 16 novembre 1822; il a été disposé que les bourses communales seraient données au concours, dans des examens publics, auxquels il devait être procédé par un inspecteur de l'académie, en présence du maire ou de l'adjoint, le nombre des boursiers fut diminué, cependant toutes ces améliorations ne paraissent pas suffisantes, les communes continueront sans doute d'envoyer, à leurs frais, des élèves distingués dans les colléges royaux, mais cette obligation doit être facultative de leur part et considérablement restreinte, cette dépense même ne sera ordinairement nécessaire, que pour les hautes classes et l'instruction qui ne pourrait point être donnée dans les colléges communaux.

Les bourses communales ne seront le plus souvent créées que pour ces derniers établissements, les élèves qui en seront dignes ne recevront pas une éducation moins soignée, sous la surveillance de l'autorité municipale et de l'autorité paternelle.

En général, les dépenses des villes, en faveur des colléges communaux, sont très-considérables, et sont presque sans avantages, puisqu'elles sont faites sans discernement, ou sans but utile et profitable.

Dans certaines villes, possédant des revenus fort importants, la caisse municipale paie, presque entièrement, les dépenses d'entretien et de réparation des bâtiments où sont établis les colléges communaux, ainsi que les traitements des professeurs; il en résulte que l'instruction est, en quelque sorte gratuite, au grand détriment des enfants des classes ouvrières, qui n'y reçoivent qu'une éducation imparfaite, inutile et bien souvent dangereuse.

Ces enfants, les premières années, fréquentent le collége; mais, bientôt la nécessité les contraint à apprendre un art mécanique, ou la profession de leurs parents qui ont besoin d'utiliser leurs services; pour lors, leurs études sont perdues, et c'est une chose fort heureuse, quand ils ne se trouvent point corrompus, au point de manifester des dispositions rebelles aux projets de leurs parents, et contraires aux professions qu'ils doivent embrasser.

Voilà une bien forte preuve que l'étude des belles-lettres, du grec et du latin, ne convient pas à tout le monde. Cette étude serait assez favorisée dans les colléges communaux, si les élèves payaient au moins les deux tiers des traitements des professeurs. Les économies qui résulteraient, pour les villes, d'une pareille disposition, seraient avantageusement employées pour les classes ouvrières, par l'enseignement gratuit du dessin linéaire et des premiers éléments de mathématiques nécessaires pour l'exercice et les progrès de tous les arts mécaniques.

Un professeur serait exclusivement destiné à donner cette instruction dans le collége communal; il y aurait en outre un professeur de mathématiques pour un ordre plus élevé, lequel, n'étant point chargé des détails d'une première instruction, pourrait réunir à l'enseignement spécial des mathématiques, celui des premiers éléments de physique et de chimie, pour les élèves destinés à l'étude des belles-lettres, et à en parcourir toute la carrière.

Dans les villes dont nous parlons, si, contre toute justice, la caisse municipale est chargée du traitement des professeurs, on en refuse un au principal, qui est censé recevoir une indemnité suffisante sur les bénéfices du pensionnat attaché au collége communal; il en résulte les plus funestes conséquences, et c'est une des causes principales de la ruine ou du dépérissement des établissements les plus florissants.

On met alors un principal aux prises avec son intérêt personnel : souvent, un pensionnat devient l'objet d'une spéculation sordide et d'un lucre honteux; les élèves se plaignent, les liens de la discipline se relâchent, tout se démoralise, et il ne reste plus aux parents qu'à retirer leurs enfants d'un établissement aussi funeste.

Pour obvier à un pareil abus, il faut donner au principal un traitement honorable, et même double de celui des autres professeurs. Le paiement des maîtres d'étude sera à la charge des pensionnaires; mais le prix de la pension devra être diminué, fixé d'une manière irrévocable, de manière que le principal ne puisse pas obtenir un lucre considérable sur ces pensions, ni directement, ni indirectement, par le moyen des suppléments qui sont encore un autre abus.

Le pensionnat serait, à cet égard, sous la surveillance et le contrôle spécial de l'autorité municipale, sans cesser d'être soumis à l'université; pour s'assurer que la nourriture est abondante, mais sans luxe ni recherche, le maire aurait le droit de se faire représenter les états de dépenses, afin de reconnaître si le principal se renferme, sur ce point, dans de justes limites.

Le conseil municipal, sur le rapport du maire, pourrait diminuer le traitement du principal, si ce dernier n'agissait pas comme on avait droit de l'exiger de lui; le plus souvent même, le traitement aurait encore un but spécial, si, par exemple, le principal était, en même temps, professeur de philosophie, chose qui a lieu ordinairement, car les soins de l'établissement laissent encore au chef le temps nécessaire pour professer la philosophie.

Tout cela n'empêcherait pas qu'il n'eût encore un avantage pécuniaire à espérer, par suite d'une bonne administration du pensionnat; mais, l'intérêt particulier n'étant plus que secondaire, tous les efforts du principal auraient, presque exclusivement pour objet, la prospérité de l'établissement, une discipline paternelle, sans cesser d'être sévère, enfin, une excellente direction et tenue des élèves sous les rapports physiques et moraux.

Le prix des pensions, étant diminué, et en même temps la direction du collége communal meilleure et plus désintéressée, les parents s'empresseraient, de tous côtés, d'y envoyer leurs enfants; des relations continuelles et nombreuses s'établiraient entre la ville et les pays voisins; les consommations augmenteraient tous les produits, et, en dernier résultat, la ville, tout en faisant un sacrifice apparent, deviendrait, en réalité, plus opulente : elle mettrait encore plus de soin à répandre et à faire prospérer l'instruction primaire. C'est à cet égard que les communes et l'état ne peuvent point se montrer avares, mais doivent épuiser toutes leurs ressources.

On a vu que l'homme apportait, en naissant, des besoins physiques et intellectuels; la société n'existe que pour donner à chacun les sûretés nécessaires pour jouir de ses facultés, dans la position où il se trouve placé; or, le travail est l'origine de la propriété, c'est par le travail que chacun soutient et embellit son existence; c'est par une instruction appropriée aussi à sa position, qu'il satisfait ses besoins intellectuels: par la même raison que l'état doit favoriser, et même fournir le travail nécessaire aux classes indigentes, il doit encore favoriser, et même leur donner l'instruction qui leur est nécessaire.

S'il en était autrement, les décrets de la Providence qui recommande si souvent, et avec tant d'instance, la charité, seraient ouvertement violés; la plus grande partie de l'espèce humaine croupirait dans un état d'abrutissement et d'avilissement qui la rendrait peu différente des autres animaux. Ces hommes formeraient, en outre, des masses toujours inflammables, singulièrement dangereuses, et disposées à la révolte, par leur ignorance et leurs mécontentements.

Il est à la fois juste et utile de leur procurer l'espèce d'instruction qui leur est nécessaire, c'est-à-dire, l'instruction primaire dont tout homme, par sa qualité seule, est capable.

Ici encore, toutes les méthodes d'enseignement sont utiles : celle des frères des écoles chrétiennes, seule congrégation reconnue légalement, par suite de la disposition du n° 5 de l'article 15 de la loi du 10 mars 1818, celle de l'enseignement mutuel, doivent être également favorisées, et toute latitude doit être laissée, à cet égard, à tous les pères de famille. Ceux qui désireront, pour leurs enfants, une éducation plus forte et une instruction moins prompte, les enverront près des frères des écoles chrétiennes : ceux qui ne peuvent faire que de légers sacrifices pour leurs enfants, préféreront l'enseignement mutuel ; le gouvernement et les communes devront même l'adopter pour l'instruction gratuite à donner aux classes indigentes.

Sous le ministre actuel, les écoles primaires ont reçu d'immenses améliorations qui n'en sont pas moins réelles, quoi qu'on n'en ressente pas encore tous les avantages. Il a établi, par des réglements particuliers, des écoles normales pour l'instruction primaire, des conférences et des examens entre les instituteurs, pour propager et perfectionner les meilleures méthodes ; il est permis même d'espérer qu'à cet égard, tout esprit de parti disparaîtra, et que les frères des écoles chrétiennes profiteront des méthodes les meilleures, sans donner aucun relâchement à leur discipline qui est excellente.

Enfin, l'ordonnance, du 21 avril 1828, sur les comités d'arrondissement, laisse peu de choses à désirer; seulement la nomination d'un inspecteur, de la part des comités, au lieu d'être facultative, devrait être obligatoire; leur surveillance serait plus spéciale et plus directe. Cela n'empêcherait pas que, par des inspections particulières, les membres du comité ne s'éclairassent eux-mêmes, et n'apportassent, dans les comités, le tribut de leurs lumières personnelles.

Les curés et les maires, dans chaque commune, ne sont point privés de leur droit de surveillance sur les écoles; on doit attendre d'eux une utile coopération pour la prospérité de l'enseignement.

Pour achever les observations que j'avais à faire sur l'instruction publique, je devrais parler de l'éducation que les filles doivent recevoir. Ce sujet exigerait le plus sérieux examen, et donnerait lieu de proposer d'importantes améliorations; mais les limites dans lesquelles je suis circonscrit, et qui, sans doute, n'ont été que trop dépassées, ne me permettront que d'en dire peu de chose.

Nous ne sommes plus au temps où Molière, ridiculisant les femmes savantes, voulait les renfermer exclusivement dans les soins de leur ménage; les progrès de la civilisation et des lumières, les principes de notre gouvernement, ont amené, même pour les femmes, de nouvelles nécessités sociales, qu'il n'est pas permis de méconnaître.

Le législateur ne peut donc rester indifférent à leur éducation; il le doit d'autant moins que, chez nous, les femmes ont toujours joui d'une très-grande influence, que presque toujours elles ont bien méritée. Aujourd'hui, leur instruction doit aussi être appropriée à leur position sociale : dans les classes supérieures, elles pourront, outre les arts indispensables à leur sexe, les arts d'agrément, l'étude de la langue française, suivre un cours d'histoire générale et de géographie, (plus spécial néanmoins pour le pays que nous habitons) ; elles pourront même être initiées dans les principes les plus faciles et les plus sûrs de certaines sciences, telles que la botanique et l'agriculture.

Pour les classes moins élevées, l'instruction sera bornée aux arts indispensables, à quelques arts d'agrément, à l'étude de la langue française et des éléments de notre histoire.

Enfin, pour les classes inférieures, l'instruction sera encore plus limitée, et ne dépassera pas les connaissances usuelles.

Pour toutes, l'éducation doit être le principal objet, et l'instruction ne venir qu'en second ordre. Cette éducation doit être toujours forte, éminemment religieuse et morale : on ne peut employer trop de moyens pour écarter la corruption des écoles de filles.

En général, les filles ont toujours été élevées, avant la restauration, dans des institutions particulières, auxquelles le gouvernement d'alors n'attachait pas une grande importance.

L'arrêté du 17 pluviôse an VI, fondé sur l'art. 1, section 2, de la loi du 29 frimaire an II, avait placé ces institutions sous la surveillance de l'autorité municipale, et imposé aux officiers municipaux l'obligation de les visiter, une fois par mois, pour s'assurer si les moyens de discipline intérieure ne présentaient rien qui tendît à avilir et à dégrader le caractère des filles; depuis, et spécialement par l'ordonnance, du 3 avril 1820, ces écoles ont été mises sous la surveillance des préfets. La loi du 24 mai 1825, sur les congrégations religieuses de femmes, a apporté de bien utiles améliorations à l'éducation des filles; enfin, la dernière ordonnance de 1828, sur les comités d'arrondissement, a soumis à leur surveillance les écoles où l'instruction primaire est donnée aux filles.

Des dispositions spéciales sont encore nécessaires, surtout à l'égard de l'inspection et de la surveillance des institutions particulières : exercées par les préfets, elles ne sont ni assez directes, ni assez efficaces : l'autorité municipale doit y avoir une part spéciale et obligatoire. Enfin, ces écoles ne doivent pas moins rester sous la surveillance générale de l'instruction publique. Il serait utile, et à la fois avantageux, que le gouvernement établît, pour les filles, des pensionnats spéciaux, ou que leurs parents pussent les placer dans les maisons d'éducation appartenant à la Légion-d'Honneur et aux chevaliers de Saint-Louis.

Il y aurait, dans ces établissements, des écoles normales, d'où des sujets distingués, surtout par leur excellente éducation morale, sortiraient pour en répandre les bienfaits, concurremment avec les corporations religieuses.

Les parents et les élèves trouveraient, dans ces établissements, des garanties qu'on ne peut guère rencontrer dans des institutions abandonnées à des spéculations particulières, presque sans contrôle, sans surveillance et discipline, où, enfin, les mœurs ne sont que trop souvent blessées et la corruption ouvertement introduite.

Me voilà parvenu au bout de la carrière que je m'étais imposée; il ne me reste qu'à désirer que mon opuscule ne soit pas sans utilité, ou qu'au moins un autre, plus éclairé que moi, traite avec plus de succès, les importantes matières que mes faibles lumières ne m'ont permis d'approfondir que d'une manière fort imparfaite.

ADDITION

SUR LES APPELS COMME D'ABUS.

Depuis la composition de notre ouvrage, un jurisconsulte très distingué, maître des requêtes au conseil-d'État et député, a écrit qu'il n'était ni constitutionnel, ni religieux, ni politique, ni philosophique, de laisser, soit au conseil d'état, soit aux tribunaux, les cas d'abus pour simples refus de sépultures et de sacrements : il a soutenu, avec une dialectique pressante, que ces refus n'affectaient, en rien, l'état civil et politique des Français, que la puissance civile, n'étant point maîtresse de la doctrine et des âmes, ne pouvait subordonner à sa juridiction la foi intime du prêtre, qu'un tribunal administratif ne saurait être examinateur des cas de conscience, et interprète des saints canons ; que, si l'on exigeait que le sacrement ployât devant l'autorité, on pourrait prétendre quelque jour, par imitation, que l'autorité doit céder au sacrement, enfin, que, si la philosophie ne veut pas que la religion force la conscience, elle ne veut pas plus que l'autorité force la religion.

Malgré l'autorité de cet écrivain et la puissance de ses raisonnements, il nous est impossible d'adopter son opinion, nous croyons même que la question a été mal posée par lui, et que c'est là une des principales causes de l'erreur, dans laquelle il nous paraît être tombé.

Observons d'abord que, s'il existait des tribunaux ecclésiastiques institués, comme nous l'avons demandé, pour décider *en pareille matière*, et si les appels d'abus ne pouvaient être portés devant le conseil-d'État, qu'après avoir épuisé ce premier degré de juridiction, tous les intérêts se trouveraient conciliés; le droit de réprimer les écarts d'un prêtre appartiendrait d'abord à l'autorité ecclésiastique, dont les décisions instruiraient chacun sur ses droits, ainsi que sur ses devoirs; le recours à la puissance civile deviendrait bien rare, et offrirait toujours la garantie d'un juste arrêt, puisqu'il serait déja éclairé par une première décision.

Toute fois, ce recours à la puissance civile n'en devrait pas moins être soigneusement conservé, car l'abus pourrait partir de l'autorité supérieure ecclésiastique elle-même, il faut donc, sur ce point, garder aussi les maximes qui nous ont été léguées par nos ancêtres, lesquelles ont été consacrées par la prudence de plusieurs siècles, et dont l'application se trouve encore sagement limitée par la loi du 8 avril 1802.

Cette loi, en effet, quand il s'agit de simples refus de sépultures ou de sacrements, ne regarde comme abus, que la violation des saints canons et l'attentat aux libertés de l'Église gallicane, le trouble *arbitraire* des consciences, *l'oppression*, *l'injure et le scandale public*, elle ne s'ingère pas dans la distribution même des sacrements, pour en diriger l'administration, selon ses caprices, elle ne subordonne nullement à la puissance civile, la foi intime du prêtre : les rapports des catholiques entre eux, et avec la puissance spirituelle, sont déterminés par les saints canons et par les maximes de l'Église gallicane, ces canons et maximes reçus en France, étaient, dans notre ancien droit public, considérés comme lois de l'État; dans notre opinion, il en est de même aujourd'hui : car, la Charte, ayant déclaré que la religion catholique était la religion de l'État, a, par une conséquence nécessaire, reconnu comme lois, les canons et les maximes qui en avaient autrefois le caractère; autrement il faudrait soutenir, ce qui révolte le bon sens, que le législateur, ayant adopté une religion, n'a pas adopté en même-temps les lois qui en règlent le culte et l'exercice; à la vérité, ces lois ne sont spécialement obligatoires que pour les catholiques, chacun, d'après la Charte, professant sa religion avec une égale liberté; elles n'obligent les protestants par exemple, qu'autant qu'ils sont tenus de respecter ces lois, comme toutes les autres émanées du législateur, (voir arrêts de la cour royale de Paris, du 3 décembre 1825, et dans l'affaire Dumonteil.)

C'est ainsi que les dispositions qui réglent l'organisation de la magistrature; ne sont pas moins des lois de l'État, quoiqu'elles paraissent étrangères à tous ceux qui ne sont pas magistrats.

Or, quand un prêtre, contrairement aux saints canons reçus en France, trouble ou opprime les consciences par le refus des sacrements, la puissance civile, en statuant sur cet abus, ne porte pas la main à l'encensoir, elle ne pénètre pas dans le sanctuaire, elle ne fait point enfin ployer le sacrement, en se rendant maîtresse de la doctrine et des âmes, mais elle prononce sur l'observation et l'exécution des lois de l'État.

Le Roi manquerait donc à ses devoirs, il violerait la constitution donnée par la Charte, si conservateur de toutes les lois, il ne faisait point exécuter les canons et les maximes de l'Eglise gallicane qui ont toute la force des autres lois.

L'opinion que nous combattons ne nous paraît pas moins anti-religieuse qu'inconstitutionnelle, si en effet, le législateur n'avait donné au gouvernement le droit de défendre la conscience d'un citoyen contre l'arbitraire ou l'oppression d'un prêtre, s'il répondait à la plainte d'un catholique : « en proclamant la liberté des cultes, j'ai proclamé qu'on » était libre de croire que les foudres de l'Eglise » étaient des armes sacrées et terribles, ou que ce » n'était qu'un vain épouvantail; un injuste refus de » sacrements vous opprime, ne vous en prenez » qu'à vous même, tant pis pour vous, si vous » êtes catholique, je ne puis rien faire pour votre » défense ! »

Nous demandons si le législateur ne provoquerait point ainsi une honteuse apostasie, si son indifférence n'attirerait pas au moins l'indifférence, ou le mépris des sujets, pour une religion qui n'aurait été, que par la plus déplorable dérision, déclarée religion de l'État ; du mépris à l'incrédulité il n'y a qu'un pas; bientôt la société, n'ayant pour base aucune religion, s'écroulerait dans un abîme inévitable.

Comment, d'un autre côté, la politique pourrait-elle ordonner au gouvernement de souffrir qu'un sujet, rendu inviolable par sa qualité de prêtre, pût opprimer un autre sujet, le soumettre au plus dur et au plus insupportable des esclavages, celui de la superstition et du fanatisme? et c'est en présence du Portugal et de l'Espagne, qu'on ne craint point de professer une pareille doctrine!

Le trouble arbitraire des consciences n'amène-t-il pas le trouble des personnes, l'oppression ne provoque-t-elle pas la résistance, le scandale public et l'injure n'entrainent-ils pas le deshonneur, ou au moins la violation de l'ordre? tous ces abus ne se manifestent-ils pas ordinairement par des actes extérieurs, qui rentrent parconséquent dans le domaine de la puissance temporelle? comment la police de l'État pourrait-elle rester étrangère à ces actes ?

On redoute que le prêtre devienne esclave, mais on ne l'astreint qu'à l'observation des lois, c'est d'apres la loi qu'il est jugé; quel moyen la puissance civile a donc pour s'emparer du sanctuaire ?

Si les faits ne sont pas de nature à caractériser des contraventions, délits ou crimes, la loi ne prononce aucune *peine* contre un prêtre coupable d'abus, tout se réduit à des dépens, dommages et intérêts, la peine la plus forte, pour refus le plus absolu des sacrements, ne pourrait aller que jusqu'à la privation du traitement et des pensions ecclésiastiques. Article 70, de la loi du 8 avril 1802.

Pourquoi le conseil-d'État, composé d'évêques et de laïcs, ne serait-il pas apte à juger les abus pour refus de sacrements et de sépulture? C'est une erreur d'avancer qu'un tribunal administratif, ainsi constitué, ne peut pas être interprète des saints canons.

Il ne faut pas croire, en effet, que les ecclésiastiques composent seuls le corps de l'Eglise gallicane; mais tous les catholiques français en font partie, *longè à proposito aberrant*, dit Marca, cap. 1, lib. 2 *de Concordiâ sacerdotii et imperii, qui Ecclesiam gallicanam clero coercent; latior est illius significatio, quæ laicos ipsumque Regem comprehendit.*

Puisque la Religion et l'Etat sont également intéressés à l'exécution des saints canons, qui sont aussi des lois; un conseil, formé avec des ecclésiastiques et des laïcs, distingués par leurs lumières et leur sagesse, est éminemment propre à prononcer sur l'application de ces mêmes canons.

Quand il s'agit de faits incriminés par nos lois, on a vu que notre opinion était que les tribunaux étaient seuls compétents pour statuer à cet égard. Cependant, autant nous sommes éloignés de sacrifier à la puissance sprituelle les droits de l'autorité temporelle, autant nous voudrions, que le clergé jouît de toute la liberté qui lui est due, et dont ses vertus le rendent digne sous tous les rapports.

Les peines déterminées par le Code pénal, relativement aux ecclésiastiques, sont hors de proportion avec les délits dont ils se rendent coupables ; la législation doit être revisée sur ce point, et mise en harmonie avec le droit commun. L'article 207 ne peut être conservé.

Nous ne concevons pas comment un fait, innocent en lui-même, innocent de la part de tout autre Français, et qui lui est permis, puisse caractériser un délit de la part d'un ecclésiastique. C'est pourtant ce qu'a décidé l'article 207 du Code pénal, qui ne défend qu'à un ministre d'un culte d'entretenir une correspondance, sur des questions ou matières religieuses, avec une cour ou puissance étrangère, sans en avoir informé le ministre chargé de la surveillance des cultes, et sans avoir obtenu son autorisation.

Cette disposition s'applique principalement aux correspondances avec la cour de Rome; mais cela paraît une inconséquence et une tyrannie.

C'est une inconséquence ; car, aux termes de l'article 1 du décret, du 28 février 1810, les brefs de la pénitencerie, pour le for intérieur seulement, peuvent être exécutés sans autorisation ; comment les évêques sont-ils privés du droit de correspondre avec le chef de l'Eglise, à cet égard, et même de lui accuser réception de pareils brefs ?

Les contraindre à obtenir une autorisation, c'est une tyrannie qui n'a d'autre but que de connaître les secrètes pensées, que de pénétrer dans la conscience des ecclésiastiques, et d'établir, vis-à-vis d'eux, une outrageante exception au droit des autres citoyens.

Comment, d'ailleurs, un pareil délit peut-il être entièrement prouvé, si ce n'est par la violation du secret des lettres, ce qui est aussi contraire aux lois qu'à la morale.

En replaçant les ecclésiastiques dans le droit commun, ils resteront, comme tous les autres citoyens, passibles des peines prononcées par le Code pénal, si leur correspondance était accompagnée ou suivie de faits incriminés ; ainsi, aucun danger ne peut être à craindre.

FIN.

www.ingramcontent.com/pod-product-compliance
Ingram Content Group UK Ltd.
Pitfield, Milton Keynes, MK11 3LW, UK
UKHW022114190726
13855UKWH00002B/854